SSTを生かした作業療法の展開

認知行動障害へのアプローチ

岸本徹彦
Tetsuhiko KISHIMOTO

平尾一幸
Kazuyuki HIRAO

編

三輪書店

執筆者一覧 (執筆順)

平尾一幸	大阪リハビリテーション専門学校作業療法学科
長安正純	川崎医療福祉大学医療技術学部リハビリテーション学科
岸本徹彦	神戸総合医療専門学校作業療法士科
辻　貴司	山梨県立北病院
佐藤真吾	北海道立緑ヶ丘病院
上村真紀	すがさきクリニック
足立　一	大阪リハビリテーション専門学校作業療法学科
長迫美和	広島県立総合精神保健福祉センター

推薦のことば

　地域生活支援を志向する作業療法士の方々が中心となって，理論と実践を統合する意欲的な書籍が結実した．場面が病院や施設ではなく，ねらいはしっかり地域生活である．

　障害のある方々が地域で生活することを援助しようとする際に，作業療法やSST（社会生活技能訓練）がどのように役立つのか，あるいは認知行動障害とはどのような事態であって，作業療法やSSTがどのように役立つのか，地域生活場面を想定して，わかりやすく描かれている．統合失調症の認知行動障害のありよう，作業療法とSSTの相違点，エビデンスからリカバリー概念まで最新の概念が論じられている．一方，地域生活場面のさまざまな領域における作業療法とSSTを生かした活動が合わせて報告されている．実践と理論のバランスが程よくて，わが国の作業療法士のあり方が反映されていて好ましい．

　精神障害領域を専門にする作業療法士の中でも，特に地域生活支援を大切にしようと実践し理論を組み立ててきた同志的な書き手がそろっているので，視点や志向性に矛盾がない．しかし，当然に課題は膨大に残っている．これから急速に実践が展開する領域であるため，本書は堅牢な土台の役割を果たすものと期待される．その意味で，わが国の精神科作業療法が大きく方向転換をしたという象徴的な書籍であると言っても大げさではないであろう．

2008年11月

日本福祉大学　野中　猛

序文

　今日，精神障害の作業療法においては，対象者の精神力動に関心が集中した時代は過ぎて，社会生活技能をいかに育成するかに多くの関心が注がれるようになった．その背景には，法制度の変遷が「入院医療中心から社会生活支援への流れ」を後押しして，「生きる力」として社会生活技能の獲得が不可欠の課題となったことが挙げられる．

　また，統合失調症においては，脳の機能障害としての認知障害，特に認知行動障害とそのアプローチが重要なテーマとして取り上げられるようになったことがある．しかし，わが国の精神障害領域の作業療法士の書いたものの中には，まだ認知障害（認知行動障害）を鋭敏に捉えて明快に論じるものはほとんど見当たらない．

　今日の時代は，鎌倉矩子氏の「作業療法の世界」（三輪書店，2002年）が指摘するように，作業療法は実践技術の充実を求めるときが来ている．しかし，作業療法の実践技術については対象者にとって「役に立つかどうか」という点が最も重要となるが，それは一方的に治療者の側で決めるものではなく，目の前にいる対象者（ユーザー）から求められるものでなければならない．近い将来，作業療法士の支援の質が問われる時代がやってくる．否，もう来ているという人もいるだろう．

　本書「SSTを生かした作業療法の展開—認知行動障害へのアプローチ」が，医療，保健，福祉，労働，教育，司法などの幅広い領域における生活障害をもつ対象者とその家族に対して，健康でこころ豊かな生活を送るうえで社会生活技能を獲得する手助けとなること，そして，何よりも対象者（ユーザー）から求められる実践技術として広く活用されることを切に願うものである．

　ところで，本書が世に出るきっかけとなったのは，ある学会の何気ない光景である．30代の作業療法士と思われる女性が，書籍コーナーで作業療法士の書いたSSTの本を探していたが，「残念ですが，そういう本はありません」との店員さんの返事にしょんぼりと帰っていく姿を目にしたことが本書の始まりと

なった。私は，1989年から「SSTを生かした作業療法」を実践してきたが，それと同時にSST認定講師となって今年で10年という節目を迎えた。しかし学会でのその光景は忘れず，作業療法士のために役立つSSTの本を書くというささやかな夢を見続けた。そしてその思いは紆余曲折を経ながら，3年後の今日こうして船出の日を迎えた。本書の完成は実に多くの方々のおかげである。ここに記して感謝の気持ちを表したい。

第一に，これまでさまざまな経験と書き上げる勇気と力を与えてくださり，私たちを育ててくださったのは紛れもなく多くの対象者である。感謝の気持ちでいっぱいである。第二に，多忙な中でも私たち作業療法士のこれからのために，快く「推薦のことば」をお引き受けくださった日本福祉大学の野中猛先生には，心から感謝の気持ちがこみ上げる。そして第三に，兵庫SST研究会の代表世話人として，また本書を編集するうえでも貴重なアドバイスをいただき，執筆者にも加わっていただいた平尾一幸先生，SST認定講師である辻貴司先生，上村真紀先生，長迫美和先生，SST運営委員である長安正純先生，そしてSST世話人である佐藤真吾先生と足立一先生である。ここに挙げた執筆者の協力なくして本書は完成しなかった。執筆者は，医療，保健，福祉，労働，司法という領域において，SSTを生かして長年にわたってリハビリテーション活動を実践している作業療法士である。それぞれの経験豊かな実践者の声に耳を傾けて読み深めてほしい。読めば実に面白く，「SSTを生かした作業療法」が生活支援の実践技術として，今後の作業療法の展開に役立つことがおわかりいただけると思う。本書は，まさに「作業療法士の，作業療法士による，作業療法士のための」SST実践テキストといえる。

最後になるが，私の企画を快く引き受けて本書を完成にまで導いていただいた三輪書店の八幡智雄さんと宮内秀樹さん，「やさしい」色づかいとタッチで素敵なイラストのカバー絵を添えてくださった保田樹里さんに，心から感謝の気持ちを表したい。

2008年11月

編著　岸本徹彦

目次

序章　生活支援とは何か？……平尾一幸……1
1. 生活支援とは何か……2
2. 精神障害リハビリテーションと作業療法……3
3. 作業療法士とケアマネジメント……5

第1章　精神障害リハビリテーションと認知行動障害
……長安正純・岸本徹彦……7

1. 統合失調症の障害特性（生活障害）……8
   1. 統合失調症の行動特性……8
   2. 統合失調症の学習障害……10
   3. 統合失調症者の「生活のしづらさ」……11
2. 統合失調症の認知行動障害……12
   1. 統合失調症の基本障害……12
   2. 認知行動障害……13
   3. 情報処理過程の障害……13
   4. 「生活障害（障害特性）」と「認知行動障害」……14
   5. フィルター障害（情報処理過程の「受信」の障害）……16
   6. ワーキング・メモリーの障害
      （情報処理過程の「処理」の障害）……17
3. 認知行動障害を前提とした工夫……19
   1. 認知行動障害を前提とした環境調節……20
   2. 認知行動障害を前提とした生活臨床の関わり方……21
   3. 認知障害の改善のための介入……22
   4. SSTにおける認知行動障害を前提とした工夫……23
4. 「脆弱性・ストレス」モデル……23
   1. 「脆弱性・ストレス」モデル……23
   2. 「脆弱性・ストレス」モデルから導き出される
      包括的リハビリテーションの戦略……24
5. 精神障害リハビリテーションを進めるうえでのポイント……25
   1. 精神障害リハビリテーションの基本原則……25
   2. エンパワーメント（empowerment）……27
   3. リカバリー（recovery）……28
6. いかに精神の病からのリカバリーを支援するか……29
   1. 第一段階：希望（hope）をもつ……29
   2. 第2段階：エンパワーメント……30

3．第3段階：自己責任を高める—ハイリスク・ハイサポート……… 30
　　4．第4段階：生活の中の有意義な役割をもつ………………………… 31
　Key words……………………………………………………………………… 32
　　フィルター・モデル／ワーキング・メモリー（作動記憶）／OJT（On the Job Training）／動機づけ面接（motivation interviewing）／ビレッジ

第2章　認知行動療法としてのSST……………………岸本徹彦…… 35
　1　SSTとは何か………………………………………………………… 36
　2　今日までのSSTの歩みと発展…………………………………… 38
　3　ソーシャルスキル（Social Skills）と，その引き出し方……… 39
　4　対人的コミュニケーションとSST……………………………… 41
　5　SSTの適応と，プログラムへの参加・導入の目安（基準）… 43
　6　SSTにおける支援関係の構築…………………………………… 44
　　1．支援者として基本的姿勢となるもの……………………………… 44
　　2．対象者のニーズを明らかにしながら，良質な支援関係を
　　　　作っていく……………………………………………………………… 45
　　3．SSTプログラムへの参加を徐々に促しながら，参加を
　　　　軌道に乗せる…………………………………………………………… 45
　　4．安定した参加を促すための環境調整をする……………………… 46
　Key words……………………………………………………………………… 46
　　社会学習理論／スケーリング・クエスション／モジュール／注意焦点づけ訓練／認知療法／リフレーミング

第3章　海外における作業療法の動向，ならびに
　　　　　エビデンスに基づく実践……………………………辻　貴司…… 49
　1　海外の精神障害領域の作業療法実践…………………………… 50
　　1．海外の作業療法の実践を知ることの重要性……………………… 50
　　2．入院治療中心から地域ケア中心へのシフト……………………… 51
　　　1）作業療法治療プログラムの変遷…………………………………… 51
　　　2）入院治療におけるSST……………………………………………… 53
　　　3）地域ケアにおけるSST……………………………………………… 54
　　3．これからの精神保健領域作業療法に必要なSST・認知行動
　　　　療法……………………………………………………………………… 55
　2　作業療法とSSTの効果研究とエビデンス……………………… 56
　　1．作業療法全体の効果研究…………………………………………… 56
　　2．精神保健領域の作業療法の効果研究—作業療法イコール
　　　　activity therapyという認識の危険性……………………………… 57

3 SSTの効果研究················59
  1．RCTからみたSSTの効果················59
  2．メタ分析からみたSSTの効果················59
  3．SSTの効果に対する否定的な見解················62
  4．治療ガイドラインにおけるSSTの位置づけ················63
  5．心理社会治療の最新メタ分析におけるSSTの効果················64
4 地域生活を支援する包括的な作業療法を実践するために················65
Key words················66
社会的入院／精神力動的作業療法／habit training：習慣化トレーニング／投影的な治療手段／ピアサポート／アドヒアランス（adherence）

第4章　作業療法とSST················岸本徹彦················71
1 作業療法················72
  1．作業療法における生活技能の獲得—学習理論の立場から················72
  2．作業療法とSSTの相補的活用の意義················73
2 SST················74
  1．認知行動療法としてのSSTの基本技法················74
  2．「般化」を最大限に活かす工夫················76
3 作業療法とSSTの相補的活用の実際················79
  1．SSTを相補的に活用した作業療法の実践················79
  2．援助者自身を成長させるSST················80
4 作業療法とSSTの相補的活用—その意義とメリット················81
  1．作業療法との相補により，SSTには以下の意義とメリットが生じる················81
  2．SSTとの相補により，作業療法には以下の意義とメリットが生じる················82
Key words················83
ロールプレイ（role play）／モデリング（modeling）／促し（コーチングとプロンプティング）／フィードバック（正のフィードバックと修正フィードバック）／般化（generalization）／無誤謬学習（errorless learning）／過剰学習（over learning）／Assertive Community Treatment（ACT）／Place-then-trainモデル

第5章　医療・保健・福祉・司法領域におけるSSTの実際················87
1 入院における作業療法とSSTの実際················佐藤真吾················88
  1．北海道立緑ヶ丘病院における作業療法の実際················88
  2．SSTグループの特徴················91

3．ケースの紹介···93
　　　4．SSTの実際···93
② **地域生活支援における作業療法とSSTの実際**···96
　1．外来におけるSST···佐藤真吾····96
　2．病院デイケアにおけるSST···辻　貴司····100
　　　1）精神科デイケアの現状と今後の方向性
　　　　　—精神科デイケアにおけるSST···100
　　　2）SSTを中心とした心理社会治療の導入···101
　　　　　(1) SST基本訓練モデル··101
　　　　　(2) SSTを活用した就労支援···102
　　　　　(3) SSTと心理教育の統合··103
　　　3）急性期入院治療への対応を強化したデイケア·····································103
　　　4）デイケア2ユニット制への改編··104
　　　5）D2プログラムの基本的な枠組みとしてのSST····································104
　　　6）SSTと補完しあう心理社会的治療プログラム
　　　　　—認知療法，認知リハビリテーション···105
　　　7）D2ユニットの転帰状況··106
　　　8）これからの精神科デイケアと心理社会的治療····································106
　3．クリニックにおけるSST···上村真紀····109
　　　1）施設の紹介··109
　　　2）SSTグループの特徴···109
　　　　　(1) はじめの14カ月—集団に適応する··109
　　　　　(2) その後の1年—自分で目標を立てる··110
　　　　　(3) グループ解散—それぞれの道··110
　　　3）SSTの実際··111
　　　　　(1) 対人関係の生まれるウォーミングアップ····································111
　　　　　(2) SST：褒めるセッション···112
　　　　　(3) SST：うれしい気持ちを伝えるセッション··································112
　　　4）まとめ···113
　4．精神保健福祉センターデイケアにおけるSST·································長迫美和····113
　　　1）精神保健福祉センターとデイケアについて·······································113
　　　2）SSTにおける作業療法の視点···114
　　　3）デイケアにおけるSSTプログラム···114
　　　4）セッションの流れ··115
　　　5）事例紹介··116
　5．精神障害者授産施設における作業療法とSSTの実際
　　　···足立　一····117
　　　1）社会就労センター（創）C.A.Cの職業リハビリテーション

　　　　　プログラム……………………………………………………………118
　　　2）職業リハビリテーションにおける作業療法士の関わり………119
　　　3）C.A.CにおけるSSTの特徴……………………………………119
　　　4）事例紹介……………………………………………………………121
　　　5）SSTが作業療法に役立つこと……………………………………122
　　　　（1）共同作業による目標設定により
　　　　　　支援者がスキルアップ！……………………………………122
　　　　（2）「上手な相談」への支援ができる！………………………123
　　　　（3）般化への工夫により介入方法が明確に！…………………123
　　6．障害者職業センターにおけるSST……………………上村真紀…124
　　　1）障害者職業センターの事業………………………………………124
　　　2）SSTグループの特徴………………………………………………124
　　　3）ケース紹介…………………………………………………………124
　　　4）SSTの実際…………………………………………………………125
　　　　（1）「断る」………………………………………………………125
　　　　（2）「手伝ってほしいとお願いする」…………………………126
　　　　（3）精神的なエネルギーを正確に示す…………………………126
　　　　（4）復職祝いをしようと誘われたとき，上手に断る…………127
　　　5）まとめ………………………………………………………………128
　　7．ハローワークにおけるSST……………………………平尾一幸…129
　　　1）ジョブガイダンスでの関わり……………………………………129
　　　2）精神障害者の就労支援プログラム………………………………131
　　　3）作業療法プログラムを見直す……………………………………131

③ 家族に対する支援とSSTの実際……………………長迫美和…132
　　1．家族教室におけるSSTの進め方……………………………………132
　　　1）家族教室の必要性…………………………………………………132
　　　2）心理教育の視点……………………………………………………133
　　　3）スタッフの関わり方………………………………………………133
　　　4）家族SSTの進め方（問題解決技法を使って）…………………134
　　　5）事例紹介……………………………………………………………136

④ 司法領域におけるSSTの実践………………………………………137
　　1．刑務所における障害受刑者とSST……………………岸本徹彦…137
　　　1）はじめに……………………………………………………………137
　　　2）特化ユニットにおける専門プログラム…………………………138
　　　3）特化ユニットにおけるSST基礎講座プログラム………………140
　　　　（1）SSTに参加する受刑者の特徴と適応………………………140
　　　　（2）SSTの実際（第1クールを振り返って）…………………141
　　　4）刑務所におけるSSTの意義と今後の課題………………………147

5）おわりに……………………………………………………………………148
　2．一般受刑者へのSSTの実践……………………………………佐藤真吾…149
　　1）はじめに……………………………………………………………………149
　　2）職業訓練生に対するSSTの実際…………………………………………149
　　3）アンケートから……………………………………………………………151
　　4）今後の課題…………………………………………………………………154
　　5）おわりに……………………………………………………………………155
Key words……………………………………………………………………………156
　　回想法／ヒアリング・ヴォイシズ／ケアマネジメント／自己評価法／共通課題／場面カード／REHAB（日本語版）／WRAP（Wellness Recovery Action Plan）／四つの基本的な対人技能／注意サイン／家族の感情表出に関する評価尺度（Expressed Emotion：EE）／心理教育的視点

第6章　SSTの導入と，技法を用いるポイント……………………159
1　作業療法にSSTを組み合わせるために……………………平尾一幸…160
　1．認知─行動の理解……………………………………………………………161
　2．Bio-psycho-social（生物・心理・社会）の観点から……………………161
　3．ケアマネジメントとしてのプログラム……………………………………162
　　1）対象者自身が何をどうしたいかを整理する……………………………162
　　2）現在の課題をわかりやすく分析する……………………………………162
　　3）どうすればいいかを適切な助言や援助を受けながら
　　　　取り組む……………………………………………………………………163
　　4）自分が選択した方法で練習する…………………………………………163
　　5）繰り返し，実際の生活でやってみる……………………………………163
2　SSTの導入と，技法を用いる際のポイント………………………………163
　1．ウォーミングアップ……………………………………………平尾一幸…163
　　1）ウォーミングアップの目的………………………………………………164
　　2）ウォーミングアップの工夫………………………………………………164
　　　（1）身体のウォーミングアップ……………………………………………164
　　　（2）頭のウォーミングアップ………………………………………………165
　　　（3）言葉のウォーミングアップ……………………………………………165
　　　（4）関係のウォーミングアップ……………………………………………165
　　3）ウォーミングアップの形式………………………………………………165
　　4）ウォーミングアップと作業療法…………………………………………166
　2．フィードバック…………………………………………………上村真紀…166
　　1）良いところを褒める………………………………………………………166
　　2）褒めるところは具体的であること………………………………………166
　　3）「具体的」な褒め方はスタッフが手本を示すこと………………………166

4）スタッフからだけではなく，メンバー同士の交流を
　　　　促すこと……………………………………………………………166
　　　5）メンバーからのフィードバックはより効果的……………167
　　3．ロールプレイ………………………………………上村真紀…167
　　　1）現実に近い場面設定を…………………………………………167
　　　2）場面はピンポイントで…………………………………………167
　　　3）ピンポイントの積み重ね………………………………………167
　　　4）積み重ねを体系化する…………………………………………168
　　　5）体系化して目標を達成する……………………………………168
　　4．モデリング……………………………………………辻　貴司…168
　　　1）モデリングの重要性……………………………………………168
　　　2）モデリングの実際………………………………………………169
　　　3）弁別モデリング…………………………………………………170
　　5．促し（コーチングとプロンプティング）……………辻　貴司…170
　　　1）促し─行動の変容，獲得を促すために……………………170
　　　2）コーチング（coaching）………………………………………171
　　　3）プロンプティング（prompting）……………………………172
　　6．般化を促す宿題設定………………………………長迫美和…172
　　7．実地練習を加えたSST（IVAST）………………岸本徹彦…175
　　8．認知リハビリテーション…………………………辻　貴司…176
　　　1）認知機能障害……………………………………………………176
　　　2）認知リハビリテーションの応用例……………………………177
　　　3）SSTへの応用……………………………………………………178
　　9．個別SST……………………………………………佐藤真吾…178
　[3] **SSTをより深く知りたい方へ**………………………岸本徹彦…182

索引………………………………………………………………………………185

装丁　TAMON─石原雅彦

序章

生活支援とは何か

序章　生活支援とは何か？

1　生活支援とは何か

　人が暮らしていくうえで大切なことをあらわすために「衣・食・住」という言葉がある。障害者の地域生活支援について考える際，これをもじって，「医・食/職・住・友」がキーワードとして挙げられる。

　「医」とは，健康管理を意味し，特に精神障害者を対象とした場合は，薬物療法の継続や生活障害の回復に向けてのリハビリテーションプログラムの提供が重要となる。

　「食/職」とは，まさに食べることとそのために何らかの経済的状況を整えることである。バランスの取れた栄養を考えながら毎日三度（準備を含めて）食事することは決してたやすくない。またそのための収入を確保しなくてはならない。利用できる制度や情報を提供しながら，就労（一般就労もしくは福祉的就労）や障害年金の申請などの支援が必要となる。

　「住」は，生活する場所で，家族同居やグループホームなどでの共同生活を経て最終的には単身で暮らすことが目標になるだろう。

　「友」は友人のことだが，単に仲の良い話し相手というだけでなく，相談したり助言を受けられる関係が不可欠で，医療・保健・福祉スタッフや当事者グループやピアカウンセリングをさす。

　この「医・食/職・住・友」はそれぞれ独立してではなく，組み合わさった複合的な問題として，地域で生活する障害者の前に立ちはだかる。そのことがより明らかになった事例として，1995年1月17日に起きた阪神・淡路大震災後のいくつかの活動を紹介しながら，精神障害者の生活支援について考えてみたい。

　一番は服薬，「医」の問題である。通院できない当事者に対する緊急対応として，大学精神科や病院，診療医等が中心となって呼びかけ全国から届けられた精神科治療薬が各地域の保健所に準備され，服薬継続が維持できるような態勢が整えられた。また，そのことが医療・保健・福祉の連携やネットワークを使って，避難している当事者にも連絡された。

阪神・淡路大震災直後の避難所生活者は当時の神戸市民の1/3近い30万人を超えた。多くの場合，避難所には近隣の学校や公的施設が使われた。避難所では，まさに「食」と「住」の問題が重なり合った。当時新聞等でも取り上げられた特殊な事例であるが，被災地区内にあったある精神科病院では院内に近隣の被災者を受け入れた。しかし，避難者が多すぎて給食部門だけでは対応しきれず，院内のグランドでプロパンガスを使って炊き出しを行った。余談になるが，その際，作業療法士が中心的役割を果たした。

　「職」に関しては，地域の小規模作業所の活動が特筆される。地域で暮らす精神障害者の多くが小規模作業所に通所していたが，一部の作業所は倒壊するなど被害が大きく，ほとんどの作業所が閉所せざるをえない状況だった。避難所の生活になじめない利用者からは一日も早く作業所を再開してほしいと切望された。作業所は「職」の場でもあると同時に「友」の拠点でもあった。このとき，作業療法士が「友」の役割を果たした。保健所や作業所と連携して，日中避難所に居づらい当事者や震災後のストレスで悩んでいる当事者を対象としたグループ活動を行った。参加者からは「久しぶりに楽しかった」，「人と話せてよかった」といった声が聞かれた。この活動は，その後の仮設住宅での「孤独死」につながる老人や障害者の引きこもりを防ぐ取り組みの1つになった。仮設住宅居住者の交流や社会参加の機会づくりのための集団活動を実施し，多くの参加者の笑顔や元気が引き出せた。

　このように震災後の関わりにおいて，地域で暮らす障害者の生活支援として先に挙げた「医・食/職・住・友」のうち，特に活動の提供，コミュニケーションの機会の促進といった支援で作業療法の知識・技術を提供することができた[1,2]。

2　精神障害リハビリテーションと作業療法

　日本において，精神医療の立場からはじめて本格的に取り組んだのは，1901年ヨーロッパ留学から帰国し東京帝国大学教授・東京府（当時）巣鴨病院医長に赴任した呉秀三であろう。呉は，ヨーロッパで学んだ非拘束主義や道徳療法の考え方をもとに病院改革を行い，院内で園芸活動を奨励したり裁縫室を設け

るなど「作業療法」と「遣散療法」（現在のレクリエーション療法）を併用する「移導療法」を提唱し実践した．同時に，精神障害者の私宅監置の実情を調査し，その非人間性を広く訴えた．この呉の活動は多くの医師や看護人によって継承されたが，その後の国を挙げて戦争へ向かう時代の中で次第に衰退していった．

　精神障害者への取り組みが再開されたのは第2次世界大戦後（1945年以降）であるが，1950年代に抗精神薬が開発され，薬物療法の発展によって精神療法や行動療法といったさまざまな治療法が実践された．また同時に，リハビリテーションの概念も導入された．

　先に挙げた呉が提唱した移導療法の1つである作業療法は，戦後のリハビリテーション教育における occupational therapy としての作業療法と同一ではないが，対象者の人間性と生活を重視しながら作業活動を応用して関わるという基本理念は共通する．

　蜂矢は，「精神障害リハビリテーションの展開は，障害の構造的把握に基づいた障害への理解と解明，各レベルのアプローチが基本として展開されている．特に近年の傾向は，障害概念を治療限界の欠損としてではなく，環境との関連で捉え，個人と社会環境との力動的な相互作用との見方が強まってきた．思想としての全人間的復権以降は，ノーマライゼーションや自立生活運動などの影響もあり，障害のある人の主体的な参加と行動をリハビリテーション概念に内包するようになってきた」[3]と述べている．

　ここで挙げられた「障害の構造的把握」は，かつての ICIDH（線形モデル）から2000年には ICF（循環モデル）に変更された．活動・参加の役割の重要性が強調されたことは，作業療法にとって活躍の場が保障された感がある．さらに，最近の高次脳機能研究の進歩に伴い，精神障害の神経生理学的側面の評価が盛んに行われるようになった．また，脆弱性・ストレスモデルに代表されるように，Bio-psycho-social（生物・心理・社会）な観点から構造把握することで，有効な援助内容を明確にしようとする取り組みも行われるようになった．特に，精神障害者が呈するさまざまな精神症状や生活障害を認知行動過程の問題として理解することは，その再統合を図るためのアプローチとしての作

業療法の意義を明確にするだろう。

3 作業療法士とケアマネジメント

　作業療法は作業活動の有用な使用を中心とした支援技法である。一般的進め方としては，①対象者の障害構造を理解したうえで，②個人のニーズや問題点を整理統合し，③そこから課題となっていることを分析し，④その解決に向けてさまざまな技法を作業活動を通して援助し，⑤積極的な活動の促進や社会参加の機会を提供する。しかし，対象者が病院内で作業療法を受けている場合は，治療的アプローチとしてこのような関わりがなされるが，対象者が地域にいる場合スタンダードな流れで関わっていくことは困難であろう。また，作業活動を中心にしたプログラム提供だけでは，デイケアや保健・福祉的なリハビリテーションサービスでは制限や限界があることも実際に体験することである。たとえば，保健所でのグループ活動では，スペースや用具，物品等の面で病院の作業療法室で行うようなプログラムは実施できないことがある。また，対象者も創作活動的なプログラムを望んでおらず，もっと就労や対人交流など目的の明確なプログラムを希望されることが多い。

　本書のテーマである，生活支援を考えた場合，医療領域に限らず地域への展開も考慮した役立つ方法として，ケアマネジメントの概念が重要となる。

　ケアマネジメントについて野中は次のように概説している。「本来はケースマネジメントという名称から始まっている。1960年代にアメリカにおける脱施設化政策のもと，精神障害者が退院して地域で暮らすようになったとき，その生活を支援する方法として工夫されたものである。しかし，ケース（事例）という言葉が医学モデル的である印象を避ける傾向から，地域での個別の支援をさしてケアマネジメントというようになった。同時に，機関や支援者の連携をさしてケアコーディネーションと呼ばれることもある」[4] さらに「適切な病院への受診援助，地域生活をめざした退院援助，就労支援や単身生活支援，リハビリテーションの目標設定，複雑な家族背景や地域状況に応じた支援などにケアマネジメントが用いられる」と述べている。要は，ケアマネジメントは，さまざまな困難をもった方々に対して実際に活用される有効な支援である。

また，齊藤はケアマネジメントについて「利用者が単独では解決不可能な多種多様なニーズを充足するための技法であり，多種多様なサービスの調整・統合を図りパッケージ化することで，サービスへのアクセスを向上させる」と述べている[3]。

　ケアマネジメントの観点からすれば，作業療法に他のリハビリテーションプログラムを組み合わせることでプログラムに幅や応用性を加えることが必要である。たとえば，精神療法的プログラムや，感覚統合プログラム，心理社会教育プログラム，就労支援プログラム等が挙げられる。その中でも，Social Skills Training（以下，SST）は，基本的な技法を応用することで多様なプログラムが展開できるだろう。

文献
1) 平尾一幸，馬場麻里子，他：作業療法士としての支援活動（精神科領域）．OTジャーナル **31**：11-15，1997
2) 馬場麻里子，兵庫県作業療法士会，他：震災から4年目を迎えて―精神科領域からの報告．OTジャーナル **32**：323-325，1998
3) 蜂矢英彦，岡上和雄監修：精神障害リハビリテーション学．金剛出版，pp254-259，2002
4) 野中　猛：図説ケアマネジメント．中央法規出版，pp10-11，2002

第1章

精神障害リハビリテーションと認知行動障害

第 1 章　精神障害リハビリテーションと認知行動障害

学習の目標

- 統合失調症の障害特性として，生活障害（生活のしづらさ）を理解する
- 統合失調症の認知行動障害について理解する
- 認知行動障害を前提とした工夫について考える
- 「脆弱性・ストレス」モデルを知り，このモデルから導き出される包括的なリハビリテーションの戦略を知る
- 精神障害リハビリテーションのポイントとなる鍵概念（リカバリー，エンパワーメント，ストレングス）を知り，いかに精神の病からの立ち直りを支援するかを考える

　本章では，以下の事柄を踏まえたうえで具体的な作業療法を考えていく。ここでは代表的な精神疾患である統合失調症を取り上げて，その障害特性を認知行動障害という観点から理解を深め，それを前提とした工夫をすること，ストレスの関与を考慮すること，さらにその際はリハビリテーションのポイント（リカバリー，エンパワーメント，ストレングス）を踏まえた援助を行うことの大切さを述べていく。

1　統合失調症の障害特性（生活障害）

　統合失調症をもつ対象者の障害特性として「行動特性」，「学習障害」，「生活のしづらさ」について順次説明する。これらをひとまとめにして「生活障害」と捉えることもできる。一人の対象者にそのすべてが表れるわけではないが，多かれ少なかれ，これらの障害のある方が多い。すなわち，このような特徴が起こりやすいことを念頭に置いて援助を行う必要があり，障害特性を考慮した関わりが大切となる。

1. 統合失調症の行動特性

　昼田は，統合失調症をもつ対象者の行動特性として以下のような特徴を挙げている（**表1**)[1]。たとえば，①「一時にたくさんの課題に直面すると，混乱してしまう」ことを念頭に置いておけば，以下のような実際によくある場面を想

表1　統合失調症の行動特性[1]

① 一時にたくさんの課題に直面すると，混乱してしまう。
② 注意や関心の幅が狭い。
③ 全体の把握が苦手。
④ あいまいな状況が苦手。
⑤ 融通が利かず，杓子定規。
⑥ 指示はそのつど，一つひとつ具体的に与えなければならない。
⑦ 状況の変化にもろい。
⑧ 慣れるのに時間がかかる。
⑨ 常に緊張している。

定できる。

　スタッフ：「Aさん，今日はまずⓐとⓘをして，時々ⓙを見てください」
　Aさん：「……？　あ，ⓘ……？」
　スタッフ：（心の中で），……Aさん，どうしたのかな。ひょっとすると混乱しているのかも。さっきの説明がうまくなかったのかもしれない。もう一度説明しよう，今度は工夫して一度に一つずつ具体的に言ってみよう。
　スタッフ：「Aさん，もう一度今日の仕事を説明させてください。今日は，まずⓐをしてください。それが終わったら，私に報告してください」
　Aさん：「ⓐが終わったら報告すればいいのですね」

　このことからもわかるように，⑥「指示はそのつど，一つひとつ具体的に与えなければならない」方がいる。
　次に，④「あいまいな状況が苦手」な例を挙げる。
　ある事業所に勤めるBさんは，最近どうもそわそわして仕事の能率が悪くなったというので，社長さんからの電話依頼を受けて，スタッフは病状の変化を心配して事業所を訪ねた。新しく加わったBさんの役割は，昼食のために「昼ごろにお茶を入れておく」ことであった。スタッフは「昼ごろ」という表現に問題があると感じて，「12時になったらお茶を入れる」ことにしてもらった。表現を変えたところ，お昼ごろになるとそわそわして落ちつかなくなって低下していた作業能率が元に戻った。これは極端な例であるが，たったこれだけのこ

とで大きな影響が現れる対象者もいる。

　これと同様に，⑦「状況の変化にもろい」対象者に対しては，急激な変化を避ける必要があり，⑧「慣れるのに時間がかかる」ことも考え合わせると，余裕をもって，ゆっくりと，徐々に，段階的に慣れていくようにスタッフが環境調整をすればよいことがわかる。

　このように統合失調症の方の「行動特性」を理解しておけば，それらのことに対応するさまざまな具体的な工夫が考えられる。

　では，なぜこのようなことが起こるのか。これに関しては後述する「認知行動障害」を理解するとわかりやすい。

2．統合失調症の学習障害

　米国において統合失調症の認知機能障害を一貫して研究するHarveyは，統合失調症の認知機能障害（特に，記憶と学習の障害）について，他の研究者の知見を参考にしながら次のように説明している[2]。統合失調症の方の学習障害は重篤で，障害の程度は，慢性アルコール症の患者よりも記憶機能が悪く[3]，情報の学習は，認知症の患者とほぼ同等に障害されている[4,5]。特に，認知機能障害の中でも記憶機能は比較的強く障害され[6]，新しく覚えることの障害である前行性健忘の状態と似ていると指摘する研究者もいる[7]。Harveyは，統合失調症においては既知の情報を再生する能力よりも，新しい情報を学習する能力のほうが重篤な障害を受けていると結論づける。

　これらのさまざまな神経心理学的な検査で捉えた認知機能障害を理解すると，以下のような統合失調症の方の臨床でみられる学習の障害はよりわかりやすい（**表2**）[8]。

　①慣れの障害：手順や場面の変化への慣れが遅い，②注意の障害：中心と末梢，大事なものと些細なものの区別がつきにくい，③安定性の障害：容易に緊張しやすく，注意や学習の障害がひどくなる，④般化の障害：学習した行動の応用が利かない，⑤感情の関与：陰性感情が加えられると学習が妨げられ，失敗体験から教訓を引き出しにくい，⑥抽象的操作の障害：抽象的な言語による指示がなかなか具体的行動に結びつかない。このような学習障害が学習の効率

表2　統合失調症の学習障害[8]

①慣れの障害：手順や場面の変化への慣れが遅い。
②注意の障害：中心と末梢，大事なものと些細なものの区別がつきにくい。
③安定性の障害：容易に緊張しやすく，注意や学習の障害がひどくなる。
④般化の障害：学習した行動の応用が利かない。
⑤感情の関与：陰性感情が加えられると学習が妨げられ，失敗体験から教訓を引き出しにくい。
⑥抽象的操作の障害：抽象的な言語による指示がなかなか具体的行動に結びつかない。

を低下させ，学習すべきことを誤って認識させたり，失敗に伴う陰性の感情が自信をさらに低下させて学習の意欲や動機づけを失わせるものとなると述べている。

3．統合失調症者の「生活のしづらさ」

臺は，統合失調症の方の生活技能の問題を「生活のしづらさ」[9,10,11]として捉え，次のような特有の暮らしにくさを挙げている（**表3**）。

①「食事，金銭，服装などの問題を含めた，生活技術の不得手」とは，料理をするにも何を材料に買いそろえればよいかわからない。洗濯機や掃除機の使い方がわからない，金銭管理がうまくできない，ゴミをいつ出せばよいかわからない，などである。日常生活の技術・スキル（Way of daily living：WDL）の拙劣さであり，ものの使い方や手段の利用の仕方がわからないという手順や学習の障害といえる。

②「人づき合い，挨拶，他人に対する配慮，気配りなどの対人関係の問題」は，人づき合いが苦手，挨拶もきちんとできない，気が利かない，気の利いた適切なことが言えない，その場にそぐわないことを言ってしまい，唐突な感じを与える，話題が貧困でいつも同じ話ばかりになるなどで，ほとんどの統合失調症の方にみられる。あいまいさや微妙なニュアンスの違いを含むのが対人関係であり，統合失調症の方にとっては最も対応が困難な情報となる。

③「仕事場では，生真面目と要領の悪さが共存し，飲み込みが悪く，習得が遅く，手順への無関心，能率，技術の低さが，協力を必要とする仕事に困難を

表3 統合失調症者の「生活のしづらさ」[9]

①食事，金銭，服装などの問題を含めた，生活技術の不得手
②人づき合い，挨拶，他人に対する配慮，気配りなどの対人関係の問題
③仕事場では，生真面目と要領の悪さが共存し，飲み込みが悪く，習得が遅く，手順への無関心，能率，技術の低さが，協力を必要とする仕事に困難をもたらす
④安定性に欠け，持続性に乏しい
⑤現実離れ，生きがい，動機づけの乏しさ

もたらす」は，疲れやすく長続きしない，仕事が覚えられない，仕事が遅い，持続力，体力低下，易疲労性，手順の学習障害，作業スピードの低下など，作業遂行能力の問題である。

さらに，④「安定性に欠け，持続性に乏しい」と，⑤「現実離れ，生きがい，動機づけの乏しさ」がみられる。

①②③は，統合失調症の方の生活の障害として，生活技能の乏しさを物語っている。また，④は生活技能の乏しさの結果として再発や再入院を繰り返してしまうのが最たる例であるが，これは生活上の能力障害というよりも，統合失調症という疾患の特性であり，生じた事態や状況に対して，自信をなくして諦めやすくなってしまって，目標を喪失しやすいなどの心理的反応をさしている。

2　統合失調症の認知行動障害

では，このような「行動特性」や「学習障害」，「生活のしづらさ」などの生活の障害はなぜ起きるのであろうか。これらの障害を，「認知行動障害」の観点から捉え直す必要がある。統合失調症においては，認知行動障害が基本的な障害であり，統合失調症の治療とリハビリテーションを進めるうえで認知行動障害の理解と対応は欠かせないのである（なお，これ以降は「認知障害」，「認知機能障害」，「認知行動障害」，はほぼ同じ意味として用いる）。

1．統合失調症の基本障害

統合失調症において，決定的に重要な認知機能のほとんどの側面は20世紀前半にはすでに明らかにされてきた。そして最近の研究の進歩により，認知行

動障害は，統合失調症から二次的に生じるものでもなく，また統合失調症で認められるさまざまな障害の1つではなく，統合失調症において中心となる基本障害と考えられるようになった[2]。いまだに統合失調症の基本障害を「自我障害」とする研究者もいるが，その中にも「自我障害」の根底には「認知行動障害」があるとの立場をとる方が多数ある。いずれにせよ，おおかたの見解は，統合失調症の基本障害は「認知行動障害」で一致しつつあり，認知行動障害の重要性が明らかになってきている。

2．認知行動障害

認知とは，刺激を受信し，情報として処理し出力を準備する一連の知的過程をさす。知覚，理解，記憶，判断，論理，学習能力などがその要素的機能として含まれる。これらの一連の障害が認知行動障害である[12]。丹羽によると認知行動障害とは「知覚から判断に至る情報処理過程の障害」という[11]。そして，その中核となるのが情報処理システムの容量低下である。

「情報処理過程の障害」については次に説明する。その中核である「情報処理システムの容量低下」については，後述する「ワーキング・メモリーの障害」を参照されたい。

いずれにせよ，統合失調症の方の障害特性（生活障害）を認知行動障害（情報処理過程の障害，特に情報処理システムの容量低下）と解釈することで，前述の「行動特性」や「学習障害」，「生活のしづらさ」がより理解しやすくなり，さらに，それらに対する具体的な対処や工夫が考えやすくなる。

また，認知行動障害を露呈しやすい場面は，特に複雑な情動的・認知的処理を要する場面，すなわち複雑な情報処理を要する場面である。

したがって，仕事そのものと仕事にまつわる対人関係が複雑に絡まりあう就労場面は，最も認知行動障害を露呈しやすい場面である。それと同様に，病院内では作業療法場面において認知行動障害が露呈しやすいと思われる。

3．情報処理過程の障害

「情報処理過程の障害」とはどういうことなのだろうか。たとえば，次のよう

な朝午前9時の作業療法室での挨拶場面を思い浮かべてみよう。

　スタッフ：（Cさんに向かって）「Cさん，おはようございます」
　Cさん：（スタッフに向かって）「おはようございます」

　たったこれだけの会話の中で，Cさんはどのような情報処理をしたのだろう。
　スタッフが「Cさん」と声をかけたとき，Cさんは，①自分が声をかけられたということに気づき，②スタッフに注意を向けた，③次に起こることに対する準備をした，④「おはようございます」というスタッフの挨拶を確かに受信した。
　あ午前9時に「おはようございます」といわれた場合にはどうするのかという処理を始めた，い過去の経験や知識を記憶の貯蔵庫から呼び起こした，うそれに今の状況を照らし合わせて，え自分がとるべき行動を決定（処理）した。
　ⓐ「おはようございます」と挨拶を返した（送信），ⓑその際に，会釈を加え（処理・送信），ⓒ声は私に聞こえるような大きさで（処理・送信），ⓓやさしいトーンで返した（処理・送信）。
　同時に，次に起こる私の反応を受信しながら，それに対する処理をし，自分の反応を送信することを繰り返す。
　大雑把にいうと，この「受信①～④」・「処理あ～え」・「送信ⓐ～ⓓ」の「受信」・「処理」の部分が「認知過程」，「送信」の部分が「行動過程」である。この一連の過程のどこかが障害されることが「認知行動障害」といえる。そしてこの「認知行動障害」が「生活障害」として現れる。

4.「生活障害（障害特性）」と「認知行動障害」

　前述の「行動特性」や「学習障害」，「生活のしづらさ」などの「生活障害（障害特性）」を「認知行動障害（情報処理過程の障害→情報処理システムの容量の低下）」として捉え直す。そうすることで，なぜそのようなことが起きるのか理解しやすくなる。以下にその例を挙げる。
　まず，**表1**に挙げた「統合失調症の行動特性」を認知行動障害の観点から捉え直してみる。
　①「一時にたくさんの課題に直面すると，混乱してしまう」を例にとると，

いっぺんに 2 つ以上のたくさんの課題に直面すると，一度に情報の処理がしきれなくなって混乱してしまうことが考えられる。

②「注意や関心の幅が狭い」を例にとると，注意や関心の幅を拡げてしまうと，たくさんの情報処理が必要となるので，注意や関心の幅を狭くすることで情報処理が少なくすむように対処しているとも考えられる。

③「全体の把握が苦手」についても，②と同様のことが考えられる。

④「あいまいな状況が苦手」というのも，あいまいな状況に対処するにはたくさんの情報処理を要するわけであるから，それがうまくいかないとも解釈できる。

⑤「融通が利かず，杓子定規」というのは，融通を利かすとは臨機応変に対応するということで，それには膨大な情報処理を要するが，杓子定規な対応というのは決まり切った対応であって新たな情報処理をあまり必要としないことを意味する。すなわち，情報処理過程の障害を抱えた対象者の対処行動と捉えることができる。

次に，**表 2** に挙げた「統合失調症の学習障害」を認知行動障害の観点から捉え直す。

④「般化の障害：学習した行動の応用が利かない」を例にとると，「応用する」というのは複雑な情報処理を必要とする。この情報処理がうまくいかないと「応用できない」わけである。

⑥「抽象的操作の障害：抽象的な言語による指示がなかなか具体的行動に結びつかない」というのも，抽象的な指示を理解するには具体的な指示を理解するよりもはるかに複雑な情報処理を必要とするためとも考えられる。

表 3 の統合失調症者の「生活のしづらさ」で，②「人づき合い，挨拶，他人に対する配慮，気配りなどの対人関係の問題」についても，対人関係においては大変複雑な情動的・認知的な処理が必要となるため，情報処理過程の障害を抱えた対象者にとっては，「受信」・「処理」・「送信」のいずれか 1 つがうまくいかなくても対人関係の問題が生じてくる。

5. フィルター障害（情報処理過程の「受信」の障害）

情報処理過程において「受信」障害の例としては「フィルター障害」を挙げる（図1）。

通常，人は無意識に自分の意識に集中するものの中から情報を取り入れ，そのとき，他の情報は取り入れない。たとえば，騒がしい宴会のときでも話を聴こうと思った相手の言っていることがわかるのは，周囲の雑音を選択的にカットする働きをフィルターがしているからである（フィルター・モデル（☞ **Key words**））。ところがこのフィルターがほつれていたらどうなるであろうか？

必要な情報も不必要な情報も同じように入ってきてしまうので，対象者は刺激の嵐にさらされてしまうことになる。

このようなとき，人にはどんな反応が起きるだろうか？　まず，情報の異常な流入から身を守ろうとするだろう。すると，刺激から身を閉ざすことが必要になる。その結果，対人関係から引きこもったり，あるいは暗い部屋でじっとしているなどの行動を引き起こすことがあるかもしれない。もしくは，刺激の嵐の中で混乱し，困惑し，パニックになってしまうかもしれない。このような状態は大変な消耗を伴い，「疲れ果てている」という感覚をもつことが多い。急性期にはこのほつれが大きく，回復期になるにつれて修復されていく。

いずれにせよ，認知障害（受信の障害）が具体的な行動の障害を引き起こすわけである。したがって，これも「認知行動障害」の1つである。では，このようなとき，どのような役割や対処が必要となるだろうか。

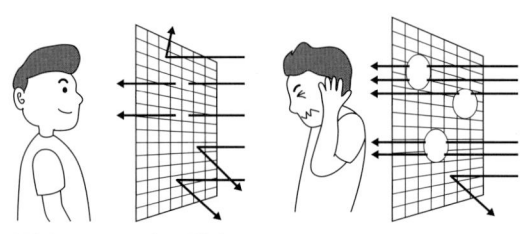

図1　フィルター障害
（「ぜんかれん」92年10月号より）

まずは薬物療法が挙げられるであろう。薬物療法はフィルターのほつれをつくろう役割を果たす。それにより，不必要な刺激を弱めることができる。

次に環境調整が必要となる。混乱した状態のときには，不必要な刺激を排除したり，避けられるようにしたり，外界からの情報をシンプルにするなど，さまざまな環境調整が大切となる。

作業療法の実施に際して，これらのことを念頭に置いて進めていく必要がある。

6．ワーキング・メモリーの障害（情報処理過程の「処理」の障害）

情報処理過程の「処理」の障害として，「ワーキング・メモリー（☞ Key words）の障害」が挙げられる。つまり，前述の「作業療法室での朝の挨拶場面」を例にとればCさんは，

（1）「おはようございます」というスタッフの挨拶を心の白板（ワーキング・メモリー）に書き込んだ（環境情報）。

（2）午前9時に「おはようございます」といわれた場合にはどうするのか，過去の経験や知識を長期記憶から呼び起こし，"おはようございます"と返す」と心の白板に書き込んだ。

（3）その際に，「会釈を加えよう」と心の白板に書き加えた。

（4）さらに，「声は相手に聞こえるような適度な大きさで」と心の白板に書き加えた。

（5）さらに，「やさしいトーンで」等々と心の白板に書き加えた。

（6）「おはようございます」と挨拶を返した（作業・課題の遂行）。

（7）同時に次の反応に備える。

Cさんの「おはようございます」を受けてスタッフは「にっこり」と微笑む。

（8）心の白板をリセットし，新たに「にっこりとされた」と心の白板に書き込んだ。

（9）過去の経験や知識を長期記憶から呼び起こし，「笑顔を返す」と心の白板に書き込んだ。

このように，心の白板に書いたり消したり，書いたり消したりを繰り返す

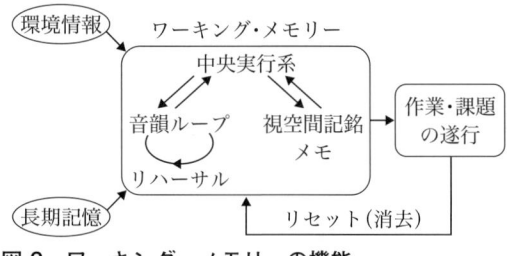

図2　ワーキング・メモリーの機能

(図2)。

　しかし，何らかの原因でこのとき心の白板の面積が小さかったらどうなるであろうか。一度にたくさんの環境情報を書き込むことができず，また，いろんなことを一度に長期記憶から呼び起こすこともできないかもしれない。すなわち，複雑な情報処理が難しいということになる。

　また，書いたり消したりする速度が遅かったとしたら，情報処理にずいぶんと時間がかかってしまうことになる。

　これらを「情報処理システムの容量低下」の例として考えることができる。では，このような障害をもつ対象者には，どのような工夫が必要なのであろうか。以下のような事柄が考えられる。

　まずは①情報を処理能力の範囲内にし，②複雑な作業を処理しやすいように分割して，③十分な時間的なゆとりを保証し，自分のペースで作業を進められるようにする。ワーキング・メモリーの障害がある対象者に作業療法を実施する際には，これらのことを念頭に置いて進めていく必要がある。

　言語性ワーキング・メモリー機能はDSDT（Digit Span Distractibility Test）によって判定することができる。DSDTは数字を毎秒1個ずつ提示した後に，提示された順序どおりに数字を復唱するというものである。

　統合失調症をもつ対象者は，妨害音の有無にかかわらず，健常者に比べて正答率が明らかに低いことがわかっている。また，健常者の場合，妨害音の有無にかかわらず，正答率は一定であるが，統合失調症者では妨害刺激がある場合

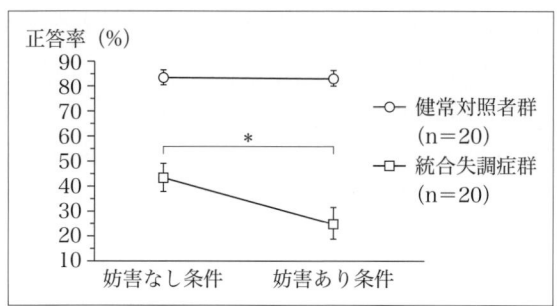

統合失調症群と健常対照者群の妨害なしおよび妨害あり条件下での DSDT 正解率

図3　統合失調症の言語性ワーキング・メモリー[13]

に著明に低下する（図3）。

　これらのことから，統合失調症者では，言語性ワーキング・メモリー機能が障害されていると考えられている。では，このよう障害のある対象者を援助対象とするとき，どのような工夫が必要であろうか。以下のようなことが考えられる。

　まずは①前述のワーキング・メモリーの障害を考慮した工夫を行い，②妨害刺激を排除しなければならない。

　作業療法の実施に際しては，これらのことを念頭に置いて進めていく必要がある。

3　認知行動障害を前提とした工夫

　認知行動障害を露呈しやすい場面，すなわち，作業療法場面や生活支援，就労支援に際しては，以上に述べたように，認知行動障害を前提とした工夫が必要となる。

　たとえば，就労支援においては OJT（On the Job Training ☞ Key words））に勝るものはない。後述するが，統合失調症の対象者は状況特異性が強いため，なおさら援助者の関わり方を含めて，職場での認知行動障害を前提とした環境調整（工夫）を行うことが最も重要となる。状況特異性は，ある状況があって

その範囲内で獲得し発揮されていた技能は，状況が変化すると同じようには発揮できなくなるというものである。

　作業療法の場面や生活場面，就労場面は，妨害刺激がたくさんあり，周囲との関係からも学習状況を明確にしにくく，治療や援助の構造があいまいになりがちである。そのため，SST（詳細は第2章参照）のような高度に構造化されていて，妨害刺激が排除された，学習状況が明確で安全なセッションを組み合わせることで，より効果的な援助が期待できる。

1．認知行動障害を前提とした環境調節

　認知リハビリテーションを含めた総合的な対処を行うことが工夫として望ましいが，その場合の環境調節の留意点を以下に挙げておく（**表4**）[14]。

　表4における①〜⑤は，作業療法の生活支援，および就労支援における環境調整においては特に重要になると思われる。前述のフィルター障害やワーキング・メモリーの障害からも理解しやすい。

　⑥「失敗のない学習」とは，「失敗体験から教訓を引き出しにくい（前述の学習障害）」対象者であるため，「成功体験を積み重ねる」ことが重要となるのはいうまでもない。

表4　環境調節の留意点[14]

①聴覚・視覚入力の制限 　　（処理能力の範囲に）
②構造化（理解しやすい状況）
③作業の分割 　　（複雑な作業を処理しやすいように）
④ストレスや疲労を減らす 　　（十分な時間を保障）
⑤手がかり 　　（行動開始のきっかけとなる感覚刺激）
⑥失敗のない学習 　　（失敗体験は手続き記憶として刻印） 刺激の残存能力への妨害を最小限にする

ところで，認知機能の1つとなる記憶とは「手続き記憶」，「意味記憶」，「ワーキング・メモリー（作動記憶）」，「エピソード記憶」などからなる。統合失調症の対象者の場合，前述したように記憶機能に関しては障害は広範囲にわたり，しかも重篤であるが，「手続き記憶」に関しては，健常者と比較して運動学習の遅さと運動の誤りの多さという学習障害は確認されていても，手続き学習障害のレベルは他の記憶機能よりも障害程度は軽いといわれる[2]。この「手続き記憶」に失敗体験がそのときの感情を伴って刻印されるわけであり，失敗体験は想像以上につらい出来事になろう。

また，失敗させないことよりも「失敗を失敗に終わらせない工夫」がさらに大切となる。就労を例にとってみても，仕事にチャレンジするときに「石の上にも三年」といった対象者に我慢を強いるような支援は禁忌である。仕事にチャレンジしたときは「いつでも戻ってきていい」という保障が大切となる。もし挫折したときは「今後につながる素晴らしい経験をされましたね」と前向きに迎え入れる態度が肝要である。そして，その経験を糧に次の仕事にチャレンジするには「自分のどこの部分を，どのように，どの程度まで改善すればよいか」を一緒に考えること，すなわち，従来のような直面化による面接よりも，動機づけ面接（☞ **Key words**）が大切となる。対象者に考えが浮かばないときは，援助者が「……についてはどうお考えですか？」，「私から見ると……ができるようになると，もっとうまく行くし，楽になると思うのですが」と援助者が気になる点を質問していき，「誘導的発見」に導くことも必要となる。答えが出なければ，その状況に対するいくつかの受け止め方を提示する。対象者がピンとくれば「誘導的発見」となる。そして解決策を一緒に考えていく。「気軽にチャレンジでき，容易に撤退できる」保証を対象者に与えることが肝心と思われる。

2．認知行動障害を前提とした生活臨床の関わり方[15]

表5は，宮内による「生活臨床の関わり方（5原則）」であるが，受動型の対象者にはあてはまっても自己啓発型（能動型）の対象者にはあてはまらないともいわれるが，いずれにせよ，「タイムリーに」，「具体的に」，「はっきりと」伝えることがまずは重要である[15]。情緒的な交流をもつときは「余計なこと」が

表 5　生活臨床の 5 原則（技法）[15]

①タイムリーに
②具体的に
③はっきりと
④繰り返し
⑤余計なことは言わない

むしろ大切であるが，具体的な生活支援の場面では妨害刺激となる「余計なこと」は伝えないことが原則となる。

3．認知障害の改善のための介入

　池淵は，統合失調症の認知障害の改善のための介入を挙げており，以下のように 4 つに大別できると述べている[16]）。

（1）認知プロセスの直接的な改善を目指す（認知リハビリテーション）

　具体的な教示，課題の細分化，反応直後の正のフィードバックや動機づけの強化といった認知行動療法の技法や，過剰学習（over learning）や無誤謬学習（errorless learning）を挙げて，注意維持や遂行機能の認知機能の改善が目指されるとしている。これは，第 6 章でも紹介するが，現在盛んに技法の開発が行われている。

（2）認知機能を代償する学習方法の工夫

　SST で行う方法を整理しているが，自発的参加を促すために常に練習ゴールを明確にする，ビデオなどを用いて視覚と聴覚双方からの入力を使用する，妨害刺激を避けて訓練場面をわかりやすい構造に保つ，直後の正のフィードバックによる行動強化，複雑な行動を小さなステップに分けて練習する，などである。

（3）認知機能を補う適応的アプローチ

　具体的な手がかりとして，相手の視線，表情，声のトーン，姿勢から，社会的認知を練習して，状況把握を補うやり方を獲得する練習などが適応的アプローチである。（2）と（3）は SST でしばしば取り組まれている。

(4) 障害があっても生活できるように周囲の環境や対人関係を調整する

対象者の記憶機能や遂行機能を補う目的で，手順を書いたリストを壁に張る，ラベルを張る，実行する時間がわかるタイマーや治療者からの電話やメール，スケジュールを知らせるコンピューターなどを用いる方法である。これは，今後，地域ケアでの活用が期待される方法といえる。

4．SSTにおける認知行動障害を前提とした工夫

丹羽は，SSTにおける認知行動障害を前提とした工夫として，以下のように整理している[11]。

(1) 自発的な行動の枠組みづくりの障害

生活上の目標を設定して，練習への積極的な参加を促すほか，ロールプレイは具体的で，よくある場面を取り入れていく。

(2) 情報の文脈的処理の障害

プロンプティング（促し）と正のフィードバック（温かい賞賛）により積極的参加を促すロールプレイ場面を具体的に設定する。

(3) セルフ・モニタリングの障害

コーチングの手法により，改善点をその場で具体的に教示し，その場でフィードバックすることが有効である。

(4) 注意の障害（処理容量の狭さ）

リーダー，コ・リーダーが参加者の注意を維持するようにセッションを運営する。

(5) 記憶の体制化の障害（再生の悪さ）

チャレンジ（宿題）の適切な活用で実際場面への般化を促進するように努める。

4 「脆弱性・ストレス」モデル

1．「脆弱性・ストレス」モデル (Zubin)[17,18]

統合失調症の発生と経過という事態を今のところ最も合理的に説明している

のは脆弱性・ストレスモデル，および脆弱性・ストレス・対処・能力モデルである[19]。

脆弱性・ストレスモデルによれば生物学的脆弱性の素因を有する者は，対処能力を上回る環境からのストレスが負荷されるとき，前駆症状を経て急性統合失調症エピソードを呈する。縦軸が挑戦的なライフイベント，すなわちストレスの強い出来事，横軸が人間のもつ脆弱性（脆さ，弱さ），閾値の曲線は対処能力である（図4）。脆弱性の高い対象者は低いストレスでも病気の状態になり，あまり脆弱性の高くない対象者は，大きなストレスがかかっても健康な状態でいられる。現在，病気の状態にある人も，ストレスあるいは脆弱性が小さくなれば健康な状態に戻れる。つまり脆弱性が小さくなるか，閾値（対処能力）が上がることによっても健康な状態に戻れるのであり，良くなる可能性が示唆される。このモデルは，当事者，家族，援助者にとって希望をもたらすモデルでもある。このモデルから導き出される包括的リハビリテーションの戦略を次に挙げる。

2．「脆弱性・ストレス」モデルから導き出される包括的リハビリテーションの戦略

このモデルから導き出される包括的リハビリテーションの戦略とは，まずは①最適正化された薬物療法であり，②ストレスそのものを少なくするための環境調整も必須となる。また同時に，③ストレスに対する対処能力の向上を図る。

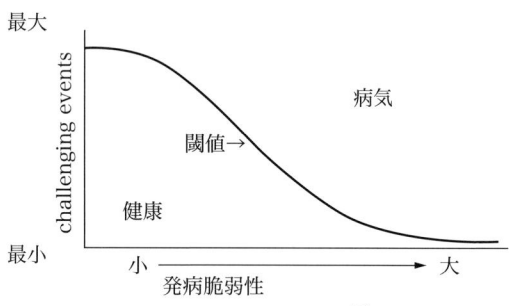

図4 「脆弱性・ストレス」モデル[17]

そして重要なのは，④これらを，同時並行的に進めることである．

5　精神障害リハビリテーションを進めるうえでのポイント

　今日，精神障害リハビリテーションにおける鍵概念は，「リカバリー」，「エンパワーメント」，「ストレングス」である．そして，当事者の生活の質（QOL）を高めるとともにリカバリーを目指す支援が究極のリハビリテーションであり，リカバリーの促進を支援する思想や技術がエンパワーメントである．

　精神障害リハビリテーションを進めるうえで基本原則を理解しておくことはきわめて重要である．ここでは，アンソニーのいう精神障害リハビリテーションの基本原則を取り上げながら理解を深める．これは作業療法士だけではなく，他職種とともにリハビリテーションをチーム・アプローチとして実践していく観点からも，共通のコンセンサスを得るうえで役立つと思われる．

1．精神障害リハビリテーションの基本原則[20,21]

　①精神障害リハビリテーションの最大の焦点は，精神障害を抱えた人の能力を改善することである．すなわち，病気に対処するのではなく，障害に働きかけ，対象者の潜在的な能力を発揮できるようにしていく．

　②当事者からみた場合，精神障害リハビリテーションのメリットは必要とする環境における自らの行動が改善されることである．すなわち，家庭や職場などの特定の環境における家事，就労の維持といった特定の行動に焦点を当てるべきである．

　③精神障害リハビリテーションは，さまざまなテクニックを駆使するという意味で臨機応変である．実践においては，効果があると思われるテクニックを自由に取り入れることが望ましい．

　④精神障害リハビリテーションの焦点は，精神障害を抱えた人の職業上の予後を改善することであるため，職業プログラムはきわめて大切となる．

　⑤希望は，精神障害リハビリテーションの構成要素として不可欠である．リハビリテーションの場では希望と未来志向の雰囲気がみなぎっていなくてはならない．

⑥熟慮したうえで当事者の依存度を増やすことが，究極的には自立につながることがある。これは一見逆説的だが，当事者が完全に一人でできるようになる（自立）には限界があることが多いため，やれるところまでは自分でやっても，できないところは上手に頼る認知（考え方）や行動（スキル）を身につけること（自律）も，地域生活を維持するうえで大切となる。

⑦当事者のリハビリテーションには，本人を参加させることが望ましい。すなわち，リハビリテーションは当事者に「対して」行うものではなく，当事者と「共に」行うべきものであり，リハビリテーションは当事者の参加が不可欠である。

⑧当事者の技能開発と環境支援開発が，精神障害リハビリテーションの二大介入である。すなわち，本人の側の改善に向けた介入と，環境の側の改善に向けた介入が大きな柱となる。

⑨長期の薬物療法はリハビリテーション介入の要素として必要条件となることが多いが，リハビリテーションは薬物療法だけでは完結しないこともあり，これだけで十分ということはまれである。

また，ここで現代のリハビリテーションにおける強調点と要点について理解を深めていきたい[22]（表6，7）。

現代のリハビリテーション活動は，1つの施設や1つの職種（たとえば，作業療法士だけ）で進めるものではない。同時並行して，複数の場面で，異なった側面を，相補的に統合して当事者に提供する必要がある。すなわち多面性，同時性，整合性，相補性が重要になる。強調される点としては，①保護ではなく支援であること（保護から支援へ），②症状よりも機能に注目する（症状から機能へ），③問題より能力に注目する（問題から能力へ），④障害をもった人よりも取り巻く環境に注目する（人から環境へ），⑤障害を固定したものと捉えるよりも動的に捉える（静的から動的へ）（表6）。

さらに，心理社会的リハビリテーションの特徴を挙げると，①個別性：当事者中心主義で，それぞれが異なるのだから，たとえば作業療法においても，多くの参加者に同一の作業活動を行ってもらうといった画一的な支援であってはならない，②環境要因：能力は環境との相互作用であるため，特に人的環境に

表6 現代のリハビリテーションにおける強調点[22]

①保護ではなく支援であること
②症状よりも機能に注目すること
③問題よりも能力に注目すること
④環境に注目すること
⑤障害を動的なものと捉えること

表7 心理社会的リハビリテーションの要点[22]

①個別性：当事者中心主義，画一的であってはならない
②環境要因：能力は環境との相互作用
③当事者の強さ：健康な部分を信じて働きかける
④希望：希望のない選択肢では自己決定できない
⑤職業の機会：あくまでも，能力に応じた働きかけ
⑥社会生活：地域で生活を継続するためには支援が必要
⑦自己ケア：能力を発揮するために，完全な情報と自己決定の機会が必要
⑧継続する過程：病院でも地域でも継続したリハビリテーションが必要

対する働きかけを重視する，③当事者の強さ：対象者の健康な部分を信じて働きかける，④希望：希望のない選択肢では自己決定できない，⑤職業の機会：多くのサービスの中でも特に重視するが，あくまで能力に合わせた働きかけである，⑥社会生活：地域で生活を維持するためには支援が必要である，⑦自己ケア：自分の能力を発揮するために，完全な情報と自己決定する機会が必要である。⑧継続する過程：病院でも地域でも，継続してリハビリテーションが行われる必要がある（**表7**）。

2. エンパワーメント（empowerment）

エンパワーメントは，「本来の力を失っている人々に対して，自分が人生の主人公となり，自分の物語を語り，自分の歌が歌えるように，その障壁を共に解決する作業」[23]といえる。さらに「自己効力感を高め，自分自身がコントロールしているという感覚を増大させ，自分自身で方針を決めたり，地域に参加す

るために必要な技能や能力を徐々に獲得してもらうための心理社会的な介入戦略」とも定義される。エンパワーメントを意識した援助の視点とは，①力を失っている自分の状態に対象者自身が気づくこと，②利用できる資源の知識を得ること，③自分と社会との関係を見直すこと，④問題解決の技術を身につけること，などが挙げられる。

　また，支援技術は，①個別性を尊重しながらパートナーとしての関係を作ること，②尊厳と価値を尊重しながら，問題の焦点を支持し続けること，③問題解決の学習や自己決定の機会を提供することなどが求められる（図5）。

　さらにエンパワーメントを支援する際の具体的な内容には，①情報や技術の伝達，②挑戦課題の明確化，③体験学習の重視，④グループを育てる，⑤ピアカウンセリング，⑥カミングアウト，⑦話し合いの重視，⑧一方的依存の排除，⑨当事者からのフィードバック，⑩生活のモニタリング，⑪評価の重視，⑫完璧主義や多干渉の否定がある[24]。

3．リカバリー（recovery）

　リカバリー（recovery）とは「人生の破局的な状況から生活の主体者として，病気や障害を抱えながらも社会的に再生・再構築すること」[26]を意味する。本来は病気や障害に限らず，親の死から，大地震の被害から，離婚から，リスト

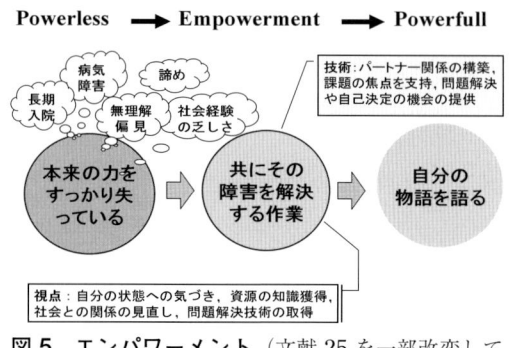

図5　エンパワーメント（文献25を一部改変して引用）

ラから，レイプされた悲劇から，その他ありとあらゆる人生の悲劇的な出来事からの立ち直りがリカバリー（回復）である．この言葉は，日本語の直訳「回復」とはまた違うニュアンスが含まれる．すなわち，リカバリーは何かに戻ることではなく，ましてや元の自分に戻ることでもない．リカバリーは到達して終わりではなく，終わりなきストーリーであり，過程をいう．人生の目標をもって生きることそのものであり，前に進むことがリカバリーである．その意味で，アメリカではリカバリーよりも前向きな響きのするプロカバリー（造語）という言葉も用いられる．精神の障害からのリカバリーは，病気の治癒（cure）や障害の消失を意味するものではなく，たとえ病気や障害が残存していようとも，それによって失ってしまったもの（自尊心，生活，人生）を取り戻して，精神の病から立ち直っていく適応の過程（精神的な回復）をいう．精神障害の当事者である Deegan は，自分たちが求めるものは，病気からの回復だけではなく，人々の偏見，医原性の障害，自己決定の欠如，働いていないことの否定的問題，壊された夢からのリカバリー（回復）であると述べている[26]．

さらに，アンソニーは，リハビリテーションは援助者が行う作業であるのに対して，リカバリーは障害者本人が進める作業であると述べる．しかし，リカバリーがいくら障害者本人の個人的な過程といえども，リカバリーに向けた障害者同士のセルフヘルプ活動（自助グループ）と，家族，友人などに代表される支援システムは不可欠となる．そのためリハビリテーションの専門家に期待されるのは，こうした機会を提供するかたわら，リカバリーを支える「希望」を粘り強く提示し，支援者として寄り添う存在（パートナー）となり，尊厳のある関係を互いに構築することである[27]．

6　いかに精神の病からのリカバリーを支援するか

Ragins は，精神保健福祉サービスを提供する団体である「ビレッジ」（☞ Key words）の実践から，リカバリーに至る4つの段階を説明している[27]．

1．第一段階：希望（hope）をもつ

希望とは「将来に目標が達成されるという期待であり，行動を動機づける力」

をいう。リカバリーにとって希望は必須の要素であるが，希望が真の動機づけになり困難な中でも変化を起こすには，単なるアイデア（思いつき）以上のものが必要となる。それは，未来を視覚的に想像してみることであり，当事者がはっきりとした具体的な目標イメージをもつことによって，初めて積極的な第一歩を踏み出すことができる。そのためには，まずスタッフが当事者の可能性を信じて将来のビジョンをもつことが，希望をもつメンバーを作り出していく道筋になる。

2．第2段階：エンパワーメント

　エンパワーメントの鍵となる概念は，「役立つ情報へのアクセス」，「選択能力」，「自己主張」，「自尊心」が含まれる。人が希望に向かってエンパワーされるには，役に立つ情報と選択肢を提供することが大切である。そして，自分自身がもっている強み・能力（ストレングス）に着目していけるように本人を励ますことである。仮に本人が自分を信ずることができないときには，まず誰かがその人の可能性を信じていることを本人に伝え続けることが大切となる。**表8**に，「ビレッジ」におけるエンパワーメントの要素を紹介するが，いかにスタッフとメンバーとの間にある垣根を取り払うかが最も重要な課題となる。ビレッジでは，すべての職員が「患者」に敬意を示しており，大切な人として接していることが特徴的である。そして，メンバーをエンパワーするための秘訣は，「一日の活動の終わりに，メンバーに敬意と誠意を示すことである」と述べている。

3．第3段階：自己責任を高める―ハイリスク・ハイサポート

　多くの精神科医療従事者は，ストレスが再発や再入院の原因になると恐れていたり，人生課題に挑戦させた結果の失敗に苦痛を感じることから自分自身を守るために（残念ながら当事者ではなく），ストレスのかかる状況を避けるように当事者を説得したり，指導することが多い。しかし，ビレッジの理念は「ハイリスク・ハイサポート」である。すなわち，ストレスとは避けるものではなく，それに伴うリスクをサポートしていこうとする考え方である。「あなたはま

表 8　「ビレッジ」におけるエンパワーメント要素（一部抜粋）

- メンバーは自分で目標を決め，どのプログラムに参加するかを選択する。
- メンバーは 6 カ月ごとに所属グループやケースマネージャー主治医などを変更する機会を与えられる。その際，その理由は問われない。
- スタッフは，メンバーと同じトイレや昼食のための食堂を使用している。ビレッジに休憩室はなく，メンバーが立ち入りを制限される場所もない。
- メンバーは顧問会議や苦情処理委員会などで積極的な役割を果たしている。
- スタッフの会議や教育プログラム，泊り込み研修などについての情報はメンバーに公開される。
- ビレッジでは，精神の病をもつ回復者，薬物依存症の回復者をかなりの多数，常勤職員として採用している。
- メンバーはいつでも自分についてのカルテや記録を閲覧でき，それらに書き込みを加えることもできる。

だ早い。準備性が整っていない」という言葉は日本の臨床現場でしばしば聞く言葉である。しかし，それは再発を減らす以上にリカバリー効果を減らしたり，挫折感につながるマイナスの結果も生む。また，成長を促す機会に直面しないようにすることでもある。ビレッジでは，当事者の準備性を評価する代わりに，当事者のしたいことを実現するためにはどんなサポートが必要になるかを評価するのであり，準備性に関係なく失敗を覚悟でトライすることを大切にする。一般の人でも何度も失敗を繰り返しながら成長していくのと同じように，根気強く希望を持ち続けて，当事者のリカバリーに伴うストレスや冒険，失敗や成功をサポートしながら，自分のことは自分で責任を引き受けるように励ましていくことが大切である。この自己責任を高める段階が，リカバリー過程において最も困難な段階となる。

4．第 4 段階：生活の中に有意義な役割をもつ

仕事をすることは，リカバリーのすべての段階で重要な役割を果たす。仕事は自己責任の感覚を育むほか，仕事上のさまざまなスキルを教え，それらを伸ばす。仕事なしには「患者という役割」から逃れることは困難である。その他，ビレッジでは当事者のリカバリーのための何らかの有意義な役割（たとえば，

パーティ，冠婚葬祭，演芸会，スポーツ活動，各種委員会，料理係りを務める，外出する，などにおける司会，発表，委員などの社会的役割）を獲得できるよう，グループの力を活用しながらメンバーを励ます。ビレッジでは，当事者が，このような何らかの意味のある役割をもったり，当事者自身が運営するいろいろなサービスを創り出すことを重視しており，当事者が「生きがいをもった生活を送ること」をリカバリーの到達点としている。

Key words（用語アラカルト）

1 フィルター・モデル

フィルターモデルとは，「人には情報収集に際してフィルターがあって，必要とする情報を選択的に取り入れ，不必要な情報はカットする」というモデル。（「ぜんかれん」92年10月号より）

2 ワーキング・メモリー（作動記憶）

ワーキング・メモリー（作動記憶）とは，ある目的のために一時的に保持された後にすぐ利用されるような記憶のことをいう。一時記憶，即時記憶，短期記憶とも呼ばれるワーキング・メモリーは，「心の白板」ともいわれ，情報を必要な期間，心にとどめた後で長期に保持するための準備過程に送るか忘却するという一連の過程全体を示す。

このワーキング・メモリーの情報は，位置情報等の視空間性情報のこともあれば，電話番号などの言語性情報のこともある。

3 OJT（On the Job Training）

On the Job Trainingとは，普段の仕事上の業務を通じて必要な知識と能力を教育していく方法。

4 動機づけ面接（motivation interviewing）[26]

援助者は，従来のような直面化を重視した方法ではなく，対象者自身の目標や価値，変化への欲求を積極的に動機づけて，新しい行動をとっていけるように，認知行動療法その他の理論と技法を用いていく方法。

5 ビレッジ

ロサンゼルス郡精神保健協会（MHA）が運営する精神保健福祉サービスを

統合して提供している民間の非営利団体で，正式名は「ビレッジ統合サービス団体」という．現在，精神保健福祉サービスの統合的ケアモデルのパイオニアとして活躍しており，そこで目指すものは，重い精神の病をもつ成人が地域で生活し，人と交流し，働くために，自分自身の強み・力を認められるように支援し，教えることであり，一人ひとりが自分の目標を達成できるように，制度全体にわたる改善を刺激し，変化を促進することとされている．

文献

1) 昼田源四郎：分裂病の行動特性．金剛出版，1989
2) Harvey PD, et al（著），丹羽真一，他（監訳）：統合失調症の認知機能ハンドブックー生活機能改善のために．南江堂，pp1-33, 2004
3) Allen DN, et al : Neurocognitive dysfunction in patients diagnosed with schizophrenia and alcoholism. Neuropsychology **13**：62-68, 1999
4) Davidson M, et al : Cognitive impairment in old-age schizophrenia ; a comparative study of schizophrenia and Alzheimer's disease. Am J Psychiatry **153**：1274-1279, 1996
5) Heaton R, et al : Neuropsychological deficits in schizophrenics ; relationship to age, chronicity, and dementia. Arch Gen Psychiatry **51**：469-476, 1994
6) Saykin AJ, et al : Neuropsychological function in schizophrenia ; selective impairment in memory and learning. Arch Gen Psychiatry **48**：618-624, 1991
7) Tamlyn D, et al : Memory impairment in schizophrenia ; its extent, affiliations and neuropsychological character. Psychol Med **22**：101-105, 1992
8) 東大生活技能訓練研究会（編）：わかりやすい生活技能訓練．金剛出版，pp22-23, 1995
9) 臺　弘：リハビリテーションプログラムとその効果．精神疾患．医学のあゆみ **116**：538-544, 1981
10) 遠山照彦：分裂病はどんな病気か．萌文社，pp68-85, 2002
11) 丹羽真一：精神障害と認知障害1－臨床的視点から．臨床脳波 **38**：191-195, 1996
12) 熊谷直樹：認知機能障害．日本集団精神療法学会（監）：集団精神療法の基礎用語．金剛出版，p110, 2003
13) 高野佳寿子，他：分裂病患者の言語性ワーキングメモリ障害—DSDTを用いた検討．第10回福島県精神医学会抄録，1998
14) 渡邉　修，他：認知障害．総合リハ **29**：909-916, 2001
15) 宮内　勝：精神科デイケアマニュアル．金剛出版，pp75-90, 1994
16) 池淵恵美：統合失調症へのアプローチ．星和書店，pp397-437, 2006
17) Zubin J, et al : Vulnerability ; a new view of schizophrenia. J Abnorm Psychol **86**：103-126, 1977
18) 仲谷　誠，他：精神分裂病の脆弱性をめぐって— Zubinモデルの検討．精神科治療学 **12**：

202-219, 1991
19) 野中　猛：精神障害リハビリテーション論．岩崎学術出版社，p29, 2006
20) Anthony（著），浜田龍之介（訳・解説）：精神疾患からの回復（〔解説〕1990年代の精神保健サービスを導く視点）．精神障害とリハビリテーション **2**：145-154, 1998
21) 丸山　晋：精神科リハビリテーションの基本原則と技法．日本精神保健福祉士養成校協会（編）：精神保健福祉士養成講座改定3－精神科リハビリテーション学．中央法規出版，pp17-18, 2007
22) 野中　猛：図説ケアマネジメント．中央法規出版，pp94-97, 2000
23) 野中　猛：図説ケアマネジメント．中央法規出版，p52, 2000
24) 田中英樹：地域生活保健福祉領域におけるエンパワーメント・アプローチ．精神障害とリハビリテーション **1**：135-146, 1997
25) 野中　猛：図説精神障害リハビリテーション．中央法規出版，pp42-46, 2003
26) Deegan PE：Recovery；the lived experience of rehabilitation. Psychosoc Rehabil J **11**：11-19, 1998
27) 野中　猛：精神障害リハビリテーション論．岩崎学術出版社，pp153-168, 2006
28) Ragins M（著），前田ケイ（監訳）：ビレッジから学ぶリカバリーへの道―精神の病から立ち直ることを支援する．金剛出版，pp 24-55, 2005

第2章

認知行動療法としてのSST

第2章 認知行動療法としてのSST

学習の目標
- 認知行動療法としてのSSTとは何か
- 今日までのSSTの歩みと発展，社会的背景を知る
- ソーシャルスキル（social skills）とは何かを知り，その引き出し方や課題について知る
- SSTの基本的な流れを知る（基本訓練モデル）
- コミュニケーションの各段階に対応するSSTの多様な技法を知る
- SSTの適応と，グループへの参加・導入の目安（基準）を知る
- SSTの治療・支援関係を構築するうえでの考え方や方法を知る

1 SSTとは何か

SSTはSocial Skills Trainingの略称で，社会生活技能訓練とか生活技能訓練と呼ばれて，認知行動療法の1つに位置づけられる（**図1**）[1]。

SSTで扱う"social skills"は次節で述べるが，ジーニアス英和辞典によれば"social"は「社交的，社会的」，"skills"は「熟練，技能」を意味する。カタカナ語辞典の"ソーシャルスキル"は「対人関係を円滑に進める行動・術」とある。すなわち二人以上の人間の集まりや場こそが"社会"であり，そこでの対人的交渉を指す。また"training"は"訓練，養成，調教，練習"などの

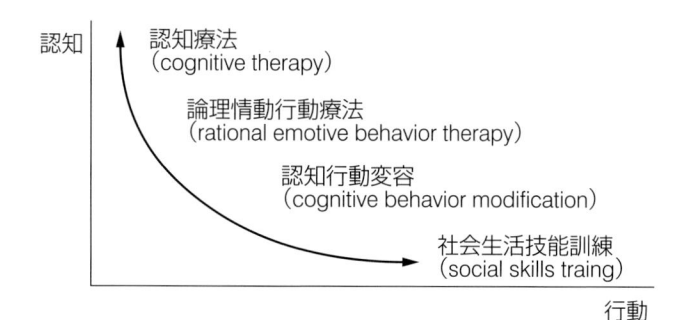

図1 認知行動療法[1]

縦軸：認知　横軸：行動
- 認知療法（cognitive therapy）
- 論理情動行動療法（rational emotive behavior therapy）
- 認知行動変容（cognitive behavior modification）
- 社会生活技能訓練（social skills traing）

表1　SSTの定義[2]

① 対人状況における患者の技能の不足な点と過剰な点を評価すること
② ある特定の技能についての学習の方法を提供すること
③ 社会的場面を模した中での治療者らによるモデリングが行われること
④ 患者に対して練習している技能に焦点を当てた教示が行われること
⑤ ある技能について患者による実技リハーサルが行われること
⑥ 治療者やメンバーから患者に対して正のフィードバックと矯正フィードバックが与えられること
⑦ リハーサルとフィードバックを繰り返すこと
⑧ 般化を促すための宿題が与えられること

意味だが，指導者やトレーナーから直接的，一方的に訓練を受けるものではない。指導者からの援助や協力を得て，本人が希望する事柄で，少しの努力で取り組めそうだと思われる行動を選択して「練習する」ことをいう。

具体的な社会的状況において，人の感情に影響を及ぼす情報の受けとめ方や，解釈，考え方となる「認知」や適応的な「行動のとり方」について，統合失調症の発病モデル（ストレス-脆弱性-対処技能モデル）を基礎におきながら，社会学習理論や行動療法を援用して，より良い方向へ「認知」と「行動」を変容させてゆく方法がSSTである。

それでは，具体的に何をもってSSTと呼ばれるのであろうか。

現在，SSTにはさまざまな技法や広がりがある。そのため一概に述べられないが，**表1**のMueserによる定義はSSTの基本を知るうえで一般的である[2]。

なかでも，筆者は，①本人がスキルの獲得を希望すること，②ロールプレイが行われること，③正のフィードバックが一貫して行われること，④モデリングが用いられること，⑤生活の場で実行する機会があることなどの要素は，SSTにとって欠かせない治療構造と考えている[3]。

2　今日までの SST の歩みと発展

　SST は，アメリカのカリフォルニア大学ロサンゼルス校（UCLA）の Liberman がパイオニアとして知られるが，彼一人の功績ではなくその発展には数多くの貢献者がいる。今日までの歩みの原型は神経症者の自己表現を促した Salter（1949）の条件反射療法にさかのぼる。その後，Wolpe（1958）による青年期の引っ込み思案に対する自己主張訓練（assertive training）や，ビデオの暴力場面を観た子どもが後に粗暴な行動を取るようになる研究（モデリング）で知られる Bandura の社会学習理論（☞ Key words）などを取り込みながら，1970年代初頭，Wallace らとともに Liberman が慢性精神障害者に適用したことで SST は完成したといわれる。当初は対人的効果訓練（personal effectiveness）と呼ばれ，アメリカ各地での追試により効果が確認された。

　わが国では，1988 年の Liberman 来日を契機に SST は広く知られたが，それ以前にも先駆的施設では取り組まれていた（表2）。1994 年の「入院生活技能訓練療法」の診療報酬化と，1995 年の SST 普及協会発足によるニューズレ

表2　SST の歴史的変遷と社会的背景（文献1を一部改変して引用）

	アメリカ		日本
1949	Saltar 条件反射療法	1977	坂野（早稲田大学）
1958	Wolpe 自己主張訓練	1984	山上・大悟法（国立肥前療養所）
1959	脱施設化運動	1986	川室（常心荘川室病院）
1961	ケネディ教書（政策と挫折）	1987	皿田（福岡大学）
	回転ドア現象	1988	Liberman 来日
	ホームレス増加	1995	SST 普及協会発足
1966	Lazaras 実技リハーサル	2006	SST 普及協会支部結成
1969	Bandura 社会学習理論		
1973	Liberman 対人的効果訓練→SST（精神障害者への適応）		

ターの発行および研修体制の整備が全国的な普及の契機となった．現在は，精神医療保健福祉の分野だけでなく，発達障害の分野，矯正教育や更正保護分野，義務教育の分野など多方面に広がり，2006年には全国に11支部が組織化され，草の根的な普及活動が各地で展開されている．

筆者は，作業療法士養成校にて「医療コミュニケーション教育」の一環で学生に学校生活や社会生活，来るべき臨床実習を想定した予防的・発達的SSTを実践しているが，そのかたわら一般市民にも市民塾を開きメンタルヘルスとQOLに資するSSTを行っている．いずれも受講者から好評を得て，あらためてその必要性を実感している．Mueserが「SSTの応用範囲は広く，治療の必要な人だけでなく，必要でない人にも使われる」[4]と語るように，疾病や障害をもつ人の治療的SSTにとどまらず，現代のストレス社会における人間が抱える「生きづらさ（社会適応の困難さ）」や「メンタルヘルスの問題」においてもSSTは幅広い守備範囲をもつといえる．

3　ソーシャルスキル（Social Skills）と，その引き出し方

技能（スキル）とは，ある作業遂行で用いられる熟練を要する認知と行動がひとまとまりとなったものといえる．この認知と行動の障害ともいえる生活の障害を，当事者の視点から肯定的に捉えて訓練して再獲得しようとするものが生活技能である．そして健康的で満足度の高い自立生活を送るための技能をSocial and Independent Living Skill（SILS）[5,6]といい，3つの技能から構成される．まず，食事，整容，清掃，買物，移動，金銭管理，趣味などの「living skill」（以下，日常生活技能），そして，向精神薬を自分で管理して，症状を把握してうまく付き合うための「illness management skill」（以下，疾病管理技能）と「social skill」（以下，社会生活技能）がある．

Libermanによると，社会生活技能は道具的技能と親和的技能に分けられ，道具的技能は，「身体的・物質的・経済的欲求を充足する具体的目標を獲得するために行われる社会的交渉」をいい，たとえば電車に乗るために駅までの道順を人に尋ねるスキルを指す．親和的技能とは「愛・結婚生活・友情などの対人関係を作り維持すること自体が目標となる社会的交渉」をいい，たとえば，周

りの支援者や家族と親密な関係を築くうえでのスキルを指す。SST で課題として扱うのは社会生活技能が主となり，単なる日常生活の技術（これは living skill）そのものではない。社会生活技能とは日常生活の技術をうまく使いこなすうえで必要となる対人的コミュニケーションや平均的な認知能力を指す[7]。社会生活技能をうまく使いこなせれば，日常生活技能や疾病管理技能に好影響を与えて，それを補える点でも重要である。

　それでは，SST において当事者の社会生活技能をどのように評価して，どのように引き出せばよいのであろうか。

　評価の方法は，面接における機能評価や関係者からの情報収集，日常的な場での観察，「生活技能アンケート」を活用するのが一般的である。この他にも，「スケーリング・クエスチョン」（☞ **Key words**）や，特定の社会生活技能に焦点を絞った「課題カード」，「場面カード」を活用して，援助の糸口となるスキルを見出す方法もある。このカードを用いる方法は，作業療法においても作業療法場面に参加したものの現実的な目標や目的，課題を見出せずにいるいわばモラトリアムな状態にある対象者に対していくつかの作業活動を作業療法士が紹介して，当面の間，作業療法士の見守りの中で行ってもらう導入のしかたと似ている。認知行動面で障害をもつ当事者に対しては，実生活での緻密な観察とタイミングを逸しない具体的かつ現実的なフィードバックが生活障害を支援者と相互に認識するうえでは大切となる。

　SST は，実際に地域生活を送ったり退院前の対象者だけでなく，長期入院者にも行われる。その際，作業を介したグループ活動（たとえば，外出，買物，料理，ゲーム，スポーツ，レクリエーション）を併用して，作業遂行に関する社会生活技能を扱う方法が取られ，金銭管理や身だしなみなど日常生活技能をも視野に入れた幅広い技能訓練を行うことがある。このような長期入院者に SST を実施するうえで注意する点は，入院の長期化に伴いホスピタリズム（施設症）の影響が加わり，当事者から希望や目標が引き出しにくくなり，いつの間にか単調な作業遂行や身だしなみ指導におもな目的が置き換わってしまいやすい落とし穴がある。

　まず長期入院者が希望や目標のもてる病院文化の創造が前提となるが，SST

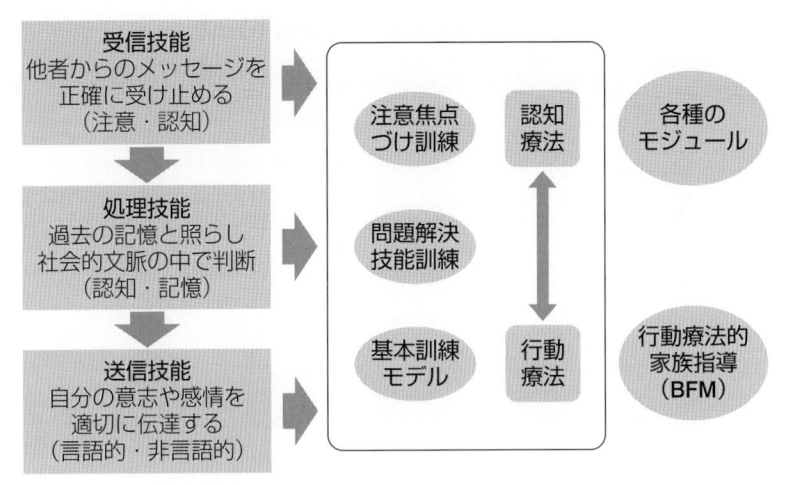

図2 対人的コミュニケーションとSSTの技法

では小さなサインを見落とさない，緻密な観察と対話を通して日常生活技能を上手に使いこなすうえでの社会生活技能に主眼を置いて，いかに楽しく，工夫したグループ運用ができるかが鍵となる。

4 対人的コミュニケーションとSST

SSTはコミュニケーションの各段階に対応するさまざまな技法から成り立っている（**図2**）。わが国で最もよく行われるのが「基本訓練モデル」であり，全国どこで行われる研修会でも標準とされている（**表3**）。また，最もエビデンスに対応しているのが「モジュール」（☞ Key words）である。その他「注意焦点づけ訓練」（☞ Key words），「問題解決技能訓練」（**表4**），「行動療法的家族指導（BFM）」などがある。

Wallaceは，生活技能（特に，コミュニケーション技能）を，受信技能−処理技能−送信技能の3つに分類しているが，統合失調症では異なる認知行動障害を有していることが一般的であり，入力段階（受信技能）か，調整段階（処理技能）か，出力段階（送信技能）かという認知行動障害の評価に基づく援助計画を立てることが大切となる[8]。

表3　SSTの進め方（基本訓練モデル）

1.	本人が困ったり，少しでも良くしたいと思って取り上げる
2.	今までのやり方で一度やってみる（再演）
3.	そのやり方の良いところを返す（正のフィードバック）
4.	さらに良くなる改善点，工夫点をフィードバックする（修正フィードバック）
5.	お手本を見る（モデリング）
6.	もう一度やってみる（モデルを真似る）
7.	改善された点を返す（正のフィードバック）
8.	生活の場でのチャレンジ課題を出す（宿題）
9.	実生活の中で褒められ，スキルが身についていく

表4　問題解決技能訓練の7つのステップ

ステップ1	立ち止まって考える
ステップ2	何が問題なのか，はっきりさせる
ステップ3	問題を解決するために，いくつかの案を挙げる
ステップ4	それぞれの案について，実行できるか，問題を解決できるか，長所と短所は何かを考える
ステップ5	どの解決策にするかを決めて，実行の計画を立てる
ステップ6	決まった案を実行するために必要な社会資源を考える
ステップ7	実行する

　実際には，入力段階の障害は「注意焦点づけ訓練」，「認知療法」（☞ Key words），調整段階の障害は「問題解決技能訓練」（表4），そして出力段階の障害は「基本訓練モデル」（表3）が用いられる[7]。従来，SSTは生活技能の中でも特に送信技能の改善を焦点にして進められることが多かったが，最近では，

受信技能の障害として，幻聴や妄想に対する認知療法が盛んに追及され，当事者が幻聴と付き合う（症状自己対処の）うえで，考え方や行動，人との交流のしかたを変える自己対処の方法も取り上げられようになった[8]。幻聴に悩む当事者が，実生活の中でその人なりの作業（occupation）を活かしたり，新たに開発して上手に自己対処できる支援を考えることは，今後の地域生活支援における作業療法では重要なテーマとなると思われる。

5　SSTの適応と，プログラムへの参加・導入の目安（基準）

　精神保健福祉の分野では，SSTは，統合失調症，感情障害，神経症，アルコールや薬物依存症などの精神疾患を広く対象としてきたが，近年は人格障害をもつ方への取り組みも欧米では注目されており，特定の疾患や診断名でSSTの適応は決定されない[9]。しかし，米国の国立精神保健研究所（NIMH）がまとめた統合失調症治療指針PORT研究2003における『生活技能や日常生活活動（ADL）に関する問題などの技能が不十分な統合失調症をもつ人においてSSTは提供されるべき』とする推奨事項からも，特定の疾患に限定されないものの，統合失調症を中心に，重い精神障害をもつ方が最も良い適応となろう[10]。近年の研究からSSTに中～高レベルのエビデンス（EBM）が背景にあることが根拠となっている。

　筆者は，一般的に，対象者のプログラムへの参加，導入の目安は，①幻覚妄想などの急性期症状がある程度おさまり，集団活動に参加できて病状悪化リスクが高くない回復段階にあること，②参加の意欲や動機が少なからずみられること，③指示を理解して対応したり，一定の時間スキルを学習できる集中力や学習能力があること，などを参加基準と考えている[11,12]。SSTは，本人の希望する生活の実現を目指して，主体性の回復（リカバリー）を援助する方法でもある。したがって長期入院者に用いる場合には，本人の内発的な動機，希望，客観的な退院への可能性などが，現在も将来もまったく見出せなければ基本的には適応外となるが，人との親和的技能を獲得する練習に生き生きと励み，SSTが足がかりとなって退院した長期入院者も筆者は経験している。対象者と治療者が一緒に人生の可能性を再発見していく共同作業（collaboration）の側

面をSSTは持ち合わせていることは忘れてならない事柄であり，潜在的な可能性を見逃さずに発掘していく姿勢は，SSTに限らず，すべてのリハビリテーションに関わる支援者には求められる。

6 SSTにおける支援関係の構築

作業療法士をはじめとするリハビリテーション支援者にとって，精神障害をもつ方を，広い意味での治療とリハビリテーションの場に参加を促すことが最初の課題となる。そして，それには当事者との良質な治療・支援関係の構築（パートナーシップ）が基礎になる。Liberman[13]は「リハビリテーションにおいて最も大切なものはDream（夢）である」と語るが，生活の中で患者役割から離れて，その人なりの作業活動や課題，何らかの役割（社会的役割）をもち，その暮らしの中で，ほんの少し努力したらより良く変われること（希望や夢）を一緒に見続ける共同作業が，SSTにおける治療・支援関係では大切である。

すなわち当事者がリカバリーを続けるためには「希望」が必要であり，そのためにはエンパワーメントを目的にして，支援者が寄り添いながら，希望を提示してたゆまずに動機づけてゆくことが，何よりも重要となろう。

SSTの支援関係の構築において，大切となると思われる点を以下に述べる。

1. 支援者として基本的姿勢となるもの

SSTは，支援者が対象者に対して「同じ人間」として敬意をもって接し，対象者の存在，努力，健康的側面を何よりも肯定的にしっかりと認める「ストレングス・モデル」（強化モデル）の考え方に基づいている。それゆえ対象者に対する支援者の批判的態度や否定的評価を徹底的に避ける。

①最近達成したこと，面会，届いたハガキ，本人の誕生日などの特別な事柄を含め，たとえ小さな出来事でも対象者にとって重要な事柄は覚えておき，対象者を認めて信頼関係を育くんでゆく。

②対象者のささやかな努力や進歩に十分な賛辞（positive feedback）を送りながら肯定的側面を積極的に評価し，たとえ小さな事柄であっても対象者に正のフィードバックを送って具体的な行動変化を支えてゆく。

2．対象者のニーズを明らかにしながら，良質な支援関係を作っていく

　①SST について，参加するとどんなメリットがあるか，具体的な例を挙げて支援サービスの長所（強み）をセールスする（積極的な説明と同意）。
　②対象者自身が価値を置くこと（たとえば，好きなテレビ番組や活動，興味）や問題と感じること，希望や願い，などに焦点を当てた関わり方を心がける。明らかになったニーズに関するアセスメント（機能評価）を行い，「半年先には，具体的にどんな生活を送りたいか」，「まず誰との関係からより良くしてゆきたいか」，その人なりの希望や思いを尊重（傾聴）しながら，実現のための必要なスキルを対象者と共に考えてゆく。当面，対象者はどんな課題にチャレンジしてゆくか，支援者に何ができるかを共に考えてゆく。
　さらに一見して高望みや非現実と思われる願望でも，その思いは尊重（傾聴）すべきだが，面接では行動分析の考え方やコーチング，リフレーミング（reframing ☞ Key words）の技術も積極的に活用してゆく。

3．SST プログラムへの参加を徐々に促しながら，参加を軌道に乗せる

　①プログラムへの参加は，グループの枠外からの見学参加，短時間で数回のみの見学参加，仲の良い病棟看護師との同席参加，何もしなくてよい条件付き参加など，支援者側の期待や要求を柔軟にした誘いかけを行う。当初は参加の強化子としてクッキーや飲み物を用意した茶話会，レクリエーション活動なども参加の強化子として活用するが，何よりもプログラムが楽しいということが最大の強化子となる。
　②支援者やグループから敬意をもって接せられたり，今できていることや努力していること（たとえば，数回参加した事実）を認められることによって自己価値の一端を見つけ，少しずつ対象者にとって困難なこと（生活の障害）と向き合い，克服しようとする動機が育くまれる。
　③参加当初は，SST は困ることや問題を改善する場というより，楽しめる場であることを強調し，「現在の地点」から始めてゆく。
　④何よりも支援者自身が楽しんで参加する気持ちと姿勢を忘れない。

4．安定した参加を促すための環境調整をする

病棟レクリエーションやその他のプログラム，そして入浴時間帯などと重ならないように配慮し，参加に障害となる環境要因の克服に努める。

Key words（用語アラカルト）

1　社会学習理論

Banduraによるモデリングを通した行動の学習，認知の改善のための働きかけ。彼は，伝統的学習理論の強化説に対して，「攻撃」などの社会行動の学習は直接強化を受けなくても対象を観察するだけで発生すること（観察学習）に注目し，社会化の課程（社会学習理論）を証明した。観察学習の過程は，①注意過程（モデルの行動に注意を集中させる），②保持過程（自分に近いモデルの行動を繰り返してやってみる），③運動再生過程（学習したことを実際の場でやってみる），④動機づけ過程（正のフィードバックによってやる気を起こさせる）からなっている。

2　スケーリング・クエスチョン

「ソリューション・フォーカスド・アプローチ」（解決志向アプローチ）の質問技法。現在の自分の状態を1～100点で採点（自己評価）し，どうして今の点数なのか，何ができるともっと点数を上げることができるのかを質問しながら，相手の言葉の中に解決の手がかりを探ってゆく。

3　モジュール

地域社会で自立して生活を営むための生活技能（SILS）を身につけるために，生活課題ごとに学習プログラムとしてパッケージ化してまとめたもの。SSTの共通課題練習版といえる。日本におけるモジュールの領域は，基本会話，服薬自己管理，症状自己管理，余暇の過ごし方，地域再参加プログラムがある。アメリカ版の「服薬，余暇の過ごし方」，「症状自己管理」の各モジュール開発には複数の作業療法士が参加している。

4　注意焦点づけ訓練

注意焦点づけ訓練は，注意障害や思考障害をもつ慢性の精神障害をもつ方を

対象に行われて効果的であることが確かめられている。訓練する要素が限られ、それを正しく連続して応答できるまで何度も提示するところに特徴がある。数回にわたり常に正しい応答ができるようになるまで同じ練習場面を提示し、その後に新しい状況の会話練習に移行していくという方法が取られる。

5 認知療法

　アメリカのベック（Aaron T. Beck）によって考案された精神療法。認知療法では認知パターンに関する理論的仮説（認知モデル）を基礎として，認知パターン（認知の歪み）を修正することにより治療効果を得ようとする。これまでの認知療法の対象は，抑うつ，恐怖症，人格障害，夫婦間や家庭内の葛藤問題などの治療法として知られるが，最近は統合失調症でも幻覚，妄想に対する認知療法が行われている。（参考：原田誠一著：正体不明の声―幻覚妄想体験の治療ガイド．アルタ出版）

6 リフレーミング

　現代家族療法の中心的なトピックスであり技法である。意味を変えるためにその人のもっている枠組み（フレーム）を変える。意味づけが変われば反応や行動も変わってくる。たとえば，「夫が子どもに厳しすぎる」と愚痴をいう妻に，「ご主人は，たとえ自分が子どもさんに嫌われたとしても，躾（しつけ）をなさろうとするところがおありなんですね」と，否定的に捉えられた問題を肯定的に意味づけし直す（リフレームする）。

引用文献

1) 井上和臣：SSTと認知療法をどう架橋するか．第8回SST学術集会in幕張，特別講演，2003
2) Mueser KT, Liberman RP, Glynn SM : Psycho-social internention in Shizophrenia. Kales A, et al（eds）: Recent Advances in Shizophrenia. Springer Verlag, pp213-235, 1990
3) 岸本徹彦：〔ナイトセミナー講演〕作業療法学会報告とSST．第37回日本作業療法学会，2003
4) Mueser KT : Social Skills Training for Schizophrenia. ワークショップ配布資料，世界行動療法認知療法会議，2004
5) 池淵恵美，安西信雄：社会生活技能訓練と精神科リハビリテーション―認知的介入とエ

ンパワーメントへの展開．松下正明（総編）：臨床精神医学講座 15－精神療法．中山書店，pp381-404, 2000
6) 池淵恵美：精神分裂病のリハビリテーションと認知行動療法．こころの科学 **99**（9）：48-53, 2001
7) 岩田和彦：SST の講義の仕方．SST 普及協会（編）：認定講師研修会標準テキスト．pp23-32, 2002
8) 野中 猛：認知行動過程の障害．図説精神障害リハビリテーション．中央法規出版，2003
9) 前田ケイ：見て学ぶ SST．中央法規出版，2006
10) Lehman AF, Kreyenbuhl J, Buchanan RW, et al : The schizophrenia Patient Outcomes Research Team (PORT) ; updated treatment recommendations 2003. Schizophr Bull **30** : 193-217, 2004
11) 岸本徹彦：SST の理論と実際．作業療法士のための SST 研修会資料，平成 14 年度文部科学省委託事業，2002
12) 岸本徹彦：SST ファーストレベル研修会．特定非営利活動法人（NPO 法人） 地域生活支援ネットワークケアサポート主催 SST ファーストレベル研修会資料．神戸，2006
13) Liberman RP : Symptom Management ; Empowerment of Patients in the Real World. ワークショップ配布資料．世界認知療法行動療法会議，2004

参考文献
1) 安西信雄：SST 普及のうえでの課題と注意点．SST 普及協会第一回全国世話人会配布資料，2000
2) 前田ケイ：SST の実践原則と実践領域の広がり．OT ジャーナル **38**：101-105, 2004
3) 吉田みゆき：長期入院患者への SST．岩田泰夫，太田幸代，岸本徹彦，他（著）：シナリオで学ぶ SST．中央法規出版，2005

第3章

海外における作業療法の動向，
ならびにエビデンスに基づく実践

第3章　海外における作業療法の動向，ならびにエビデンスに基づく実践

―学習の目標―

- 海外における精神障害領域の作業療法実践の過去から現在までの動向とSST研究の到達点について知る
- 30年以上前より，入院治療中心から地域ケア中心へと変化した欧米社会においてどのような作業療法実践が行われたのかを理解する
- 欧米においては，どのようにSSTを中心とした認知行動療法など，エビデンスに基づいた心理社会治療が活用されて，患者，クライアントのニーズと社会的要請に応えた包括的な作業療法プログラムが開発され，提供されたのかを知る
- 海外においては作業療法の重要な治療理療・技法として重要視されてきたSSTをはじめとする認知行動療法のエビデンスについて知る
- エビデンスやRCTにより，各国の治療ガイドラインから最新メタ分析まで，ほぼ一貫してSSTの効果が認められたことを確認する

1　海外の精神障害領域の作業療法実践

1．海外の作業療法の実践を知ることの重要性

　地域ケア，地域生活支援が主流となって半世紀近くの取り組みを経た欧米各国において，作業療法は何を行ってきたのだろうか。また，その中でSSTはどのように活用されてきたのだろうか。リカバリー，エンパワーメント，ケアマネジメントなど精神障害リハビリテーション関連の文献から諸外国の情報を目にすることは多い。しかし，肝心の作業療法については創成期の1960年前後に米国から丸ごと輸入された精神力動的作業療法（☞ Key words）以外は，鎖国状態とまではいえないものの，SSTにかぎらず，私たちが利用可能な海外からの有用な情報が十分提供されてきたとは決していえないだろう。

　また，本書の「序章」でも触れられているとおり，これまでの国内の作業療法は，診療報酬制度の影響などから入院治療を中心とした臨床実践領域で，いわゆる社会的入院（☞ Key words）患者を対象に作業療法室で作業活動を提供することを主な治療プログラムとして行ってきたために，当事者の地域生活

支援を意識した取り組みを行うことは困難であった。

　こうした海外の作業療法実践に関する先行研究のサーベイ（文献調査）不足と国内の作業療法の置かれた歴史的，社会的文脈，環境要因とが大きく影響したために，残念なことであるが作業療法士の間でSSTを初めとする新たな心理社会治療プログラム（心理教育，ACT等）の重要性，必要性が認識されず，それらの活用や普及が進まなかったと考えられる。

　しかし，作業療法を取り巻く状況は大きく変化し始めている。ようやく時代と国の施策が大きく地域ケアへとシフトし始めたのである。この機を逃さずに，脱施設化，地域ケアが大きく進展している世界各国の精神障害領域の作業療法実践と，そこではSSTがどのように活用され，どれほど重要な位置づけにあるのかを学ぶことは，地域生活支援の重要な担い手である作業療法士にとって欠かすことのできない重要なことである。

　SSTでいうところのモデリングの重要性は，私たち専門家のスキル獲得のプロセスに関しても当てはまっている。国内の実践はもちろんのことであるが，今後はそれ以上に広く海外のエビデンスを含めた文献レビュー，サーベイランスを行うことがこれからの作業療法には求められるだろう。

2．入院治療中心から地域ケア中心へのシフト

1）作業療法治療プログラムの変遷

　欧米では道徳療法を起源とした習慣化トレーニング（habit training）（☞ Key words）としての作業療法は，1940年代後半から医学的モデル，精神分析療法の影響を強く受けた精神力動的アプローチへと大きく変化した。対象者の精神病理的側面，機能障害を治療の標的として，投影的な治療手段（☞ Key words），媒介としての作業活動 activity（粘土細工，コラージュ等の手工芸）を用いたプログラムやグループダイナミクスを取り入れたプログラムが入院治療を中心とした臨床現場フィールドで行われるようになった[1]。これらは先にも述べたとおり，これまでの日本の作業療法に大きな影響を与えており，内容も共通している部分が多いだろう。

　しかし，1960年代になってから作業療法は再度大きく変化することになる。

米国を例にとり，その背景要因を確認すると次のようになる。脱施設化に伴う精神科病床数の激減，入院治療期間の短期化（1〜2週間），抗精神病薬をはじめとする薬物療法の充実，作業療法の近縁職種の独立・専門職化（activity therapists，芸術療法士，レクリエーション療法士，音楽療法士等）など作業療法を取り巻く環境が大きく急速に変化した。また作業療法士にはランダム化比較試験（Randomized Controlled Trials，以下RCT）などの実証的調査・研究が不足しており，その治療効果を客観的に証明することができなかった[2〜6]。

こうした状況により，精神保健領域の作業療法の実践領域が狭まるとともに，それまでの精神力動的作業療法は衰退していくことになる。

その後，1970年代，1980年代にどのような治療プログラムが行われていたのかを，Hayesが報告している。それによると米国，英国，カナダ，豪州，ニュージーランドの作業療法学術誌と"Occupational Therapy Journal of Research"と"Occupational Therapy in Mental Health"に掲載された統合失調症を対象にした臨床研究をレビューし，作業療法が利用した治療プログラムを4つに分類し，その効果を分析し紹介している。それらは，①sensory integration（感覚統合療法），②activity group therapy，③social skills training（社会生活技能訓練，SST），④living skills trainingである。②のactivityに関しては以前の精神力動的治療媒体としての利用ではなく，グループメンバー間のコミュニケーションを促進する媒介としての利用が中心となっている[7,8]。④はSSTと基本的枠組みが共通しており，症状管理，服薬管理，就労準備など目的別のSSTが中心になっており，現在のSSTモジュール（課題領域別学習パッケージ）と同一であると考えてよい。実際，SSTモジュール開発メンバーには作業療法士が含まれている。

Hayesはさらに，先の7誌に南アフリカの作業療法学術誌と"Therapy in Health Care"の2誌を加えて1977〜1990年までの文献をレビューし，摂食障害，薬物依存を除いた成人精神疾患患者を対象にした77文献を分析した。それによると，1990年までには，心理教育，各種スキル訓練を中心とした心理社会的リハビリテーションの影響を強く受けて作業療法の治療実践は，認知行動療法が主流になってきており，SSTを重要な技法であると位置づけて，効

果研究の必要性が強調されている。またSSTの治療効果，エビデンスと関連して喫緊の課題となっていた行動，スキルの般化を促進するために，各国の作業療法士がさまざまな改良，工夫を行っていることも報告されている[9]。

日本にSSTが導入された1980年代末には，すでに海外の作業療法実践の中でSSTが主要な治療技法のひとつになっており，積極的な取り組みが行われてきたことが明らかになっている。

2）入院治療におけるSST

入院治療における作業療法の具体的な例をいくつかみてみよう。

Mollはカナダでの調査結果から，作業療法の行う治療プログラムが1980年代に入り作業活動（acitivity）を中心にしたセッションが3割程度に減少し，SSTなど言語的介入を中心にしたセッションの割合が7割にまで増加してきていると報告している。

米国ジョージワシントン大学病院精神科病棟では10日前後の急性期入院治療でストレスマネジメント，危機自己管理能力を身につけるための認知行動療法をベースにした多様なグループ活動が提供されており，作業療法士も作業活動（activity）グループだけでなく，ストレスマネジメント，コミュニケーショングループというSST関連プログラムを担当している[10]。

時代がさかのぼるが，1970年代後半の同じ米国ミシガン州デトロイトの精神科病院の急性期入院治療においてもすでに，作業療法士が自己主張訓練や退院準備・雇用準備・金銭管理・レジャー・ペアレンティング（育児）などのliving skills trainingを含んだ総合的なプログラムを企画，立案し，提供している[11]。

筆者も2006年にACT（Assertive Community Treatment）発祥の地であるウィスコンシン州マディソンを訪ね，州立精神科病院の作業療法室を含めて見学する機会に恵まれた。そこでは，やはり短期間の入院期間中に，日中の生活，治療プログラムのほとんどすべてを作業療法士が担当しており，入院直後のリラクゼーション，自律訓練法から，退院前にクライアントとともに外出し退院先の住居探しや現場での個別のliving skills trainingまで幅広い援助・介入を行うなど，まさに作業（occupation）全般に関わる専門家としての作業療

法士の面目躍如という活躍を目の当たりにして，強い羨望を感じた．その病院内の作業療法室の壁に，作業療法を説明するポスターと social skills はなぜ必要かという SST の説明のポスターが並んで張ってあったのが非常に印象的であった．SST は特別なものでも何でもなく，当たり前のように作業療法の中に存在していた．

このように欧米では短期間の入院治療においても，退院後の安定した地域生活の前提となるクライエント本人の対処技能（coping skills）を高めるための SST が，作業療法の重要な治療技法としてこれまで活用されてきたことがわかるだろう．

3）地域ケアにおける SST

次に地域ケア，地域生活支援における作業療法の現状を，地域ケアへの進出に後れをとり衰退の危機にある米国の作業療法士とは異なり，地域ケアの担い手である多職種協働チーム（multidisciplinary team）の一員として作業療法士が活躍する英国を例にみてみよう．作業療法士も地域精神科看護師（community psychiatric nurse）やソーシャルワーカーとともに，キーワーカー（ケアマネジャー）として個別対応，全体のプログラムの運営，改善に携わっている．具体的な援助介入としては，支持的なカウンセリング，グループワークとともに，不安，怒り，ストレスのマネジメント（anxiety management, anger management, stress management），自己主張訓練（assertion training）などの認知行動療法，教育的内容のプログラムを実施している．入院治療においてはまだ作業活動（activity）の利用頻度は高いようであるが，作業療法士の 4 割近くが従事する地域ケアにおいては，機動性（mobile），持ち運べるなどがキーワードになっており，生活現場で使える SST，認知行動療法的アプローチが中心となっている．

地域ケアにおいては入院治療以上に，SST や認知行動療法は基本的なアプローチとして欠かすことのできない重要な治療技法となっているのである．

1990 年代に入り精神保健政策が転換したオーストラリア，ニュージーランドの取り組みは，さらに興味深い．

両国では入院治療中心から地域ケア中心への転換を作業療法士にとっても好

機であると捉え，米国の失策，英国での職域拡大を重要な先行事例として十分な検討を行い，入院治療，退院のプラニング，地域ケアでケースマネジメントなどを含めた包括的なリハビリテーションプログラムの開発に作業療法士が中心になって取り組んでいる．

そのひとつとして，現在世界的に注目され，影響を与えているオーストラリア発の精神疾患に対する早期治療，早期介入（early psychosis, early intervention）の取り組みの中でクィーンズランド州の YOU（Young Occupations Unlimited）プログラムでは現在の心理社会的治療プログラムをもとに包括的なプログラムをまさに作業療法士が開発，実施しており，それが高い評価を得ている．それらは，アウトドアでの活動を含めたさまざまな作業活動（activity）をはじめとして，心理教育，SST，認知行動療法，職業リハ，ピアサポート（☞ Key words）まで利用者の多様なニーズに対応した幅広いプログラムで構成されている[12〜16]．短期間の入院治療から地域ケアでのサポートまで切れ目のない統合されたプログラム，援助・介入の提供こそ，まさに作業療法ならではの実践であり，今後日本の作業療法が参照すべきものであると考えられる．

3．これからの精神保健領域作業療法に必要な SST・認知行動療法

メンタルヘルスの問題をはじめとして，多様な課題を抱えて地域で生活している対象者への援助，介入は当然ながら総合的，包括的なものである必要がある．そうしたニーズに応えるために，欧米各国では治療の手段（occupation as means）として作業活動（activity）を活用する従来の作業療法から，疾患や障害に伴い制限・制約を受けて困難になっている当事者の仕事や日常生活の実際のさまざまな活動（occupation，リアルオキュペイション：real occupation）を可能にする作業療法，治療・リハビリテーションの目的・ゴールとしての作業（occupation as ends），作業遂行を可能にするための作業療法へと変化してきている[17〜19]．そうした変遷の中で，海外の作業療法士がすでに 40 年間にわたって SST をはじめとする認知行動療法を当たり前のように駆使し，多彩なプログラムを提供し，精神障害リハビリテーションの中で重要な役割を演じてきたことが理解されたと思う．

わが国にSSTが導入されたときから,「作業療法とSSTの相補的利用」という切り口の議論がなされて作業療法士によるSSTの活用に慎重な姿勢がとられている。しかし,これまでみてきた海外の知見を踏まえると,その命題の立て方自体に違和感を覚えざるをえないだろう。作業療法はSSTもactivityも含んだ包括的な治療法,援助・介入であり,作業療法イコールactivity therapyではないはずである。「作業療法と感覚統合療法の相補的利用」,「作業療法とハンドセラピーの相補的利用」,「作業療法とボバース法の相補的利用」等の議論がこれまで起こったことがあるだろうか。さまざまな貴重な治療技法,資源の中で,SSTや認知行動療法だけを用いない理由が日本の作業療法にのみ存在するのであろうか。作業療法士がこうありたいと思う作業療法ではなく,目の前のユーザーから求められる作業療法のあり方をしっかりと見つめる柔軟な思考・認知が必要ではないだろうか。

世界の同僚の作業療法士の取り組みを知ることで,SST・認知行動療法に対する内なる偏見・バリアを溶かして,わが国にもようやく訪れた地域ケアへの移行という時代的な変化をしっかりとらえ,多様化するユーザーのニーズに対応し,それらを積極的に活用することが,今まさに私たち日本の作業療法士に求められているのである。

2　作業療法とSSTの効果研究とエビデンス

1. 作業療法全体の効果研究

はじめに,作業療法全体の効果研究について触れておくと,作業療法実践を説明する研究証拠は蓄積し始めているが不十分であるとの報告がある。先のHayesのレビューでも参照されていた科学的方法による研究論文が多く掲載されている"Occupational Therapy Journal of Research"の1995〜1999年の80の論文についてHolmが調査したところ,エビデンスの証明力が最も低いとされる「代表的権威者の意見や記述的研究」レベルに相当する研究が41件で,証明力が高い系統的総説・メタ解析が1件,RCTが6件と,非常に少なかった。

こうした状況に関しては，作業療法がクライアントの個別のニーズや要望，環境の文脈などに対応して，複雑な実践・介入を提供するという臨床上の特徴があるために，そもそも大規模な RCT などを実施すること自体が困難になっているのが原因であるとの見解がある。そこで今後は，シングルシステムデザイン（シングルケース実験法の研究），質的研究の活用などの促進が提案されている[20]。

いずれにしても，領域を問わず作業療法の効果研究に関する報告は，まだ十分に提供されておらず，活用もこれからという状況にある。

2. 精神保健領域の作業療法の効果研究―作業療法イコール activity therapy という認識の危険性

精神障害領域の作業療法の効果研究に関しては，鈴木による MEDLINE 検索結果が次のように報告されている。検索期間は 1966~2000 年，キーワードを occupational therapy, schizophrenia, そして publication type を All にして検索を実施したところ，167 件の研究が抽出された。そのうち，メタ解析は 0 件，RCT 10 件，臨床試験（Clinical Trial）19 件であった。鈴木は統合失調症に関する作業療法実践の研究数は少なく，効果のエビデンスは大きくないと結論づけている[21]。

筆者も同様の検索を行い，抽出された RCT の概要を報告した。それによると，作業療法の効果を支持している 2 つの研究では，acitivity therapy だけでなく，治療教育，問題解決技能訓練，ロールプレイなどの SST を組み合わせた治療プログラムが提供されている[22~24]。それら以外は，後述する SST の効果研究をはじめとして，他の心理社会治療（認知リハビリテーション等）の対照群として作業療法群が登場し，他の治療プログラムが作業療法群と比較して研究目的の効果が有意に高いとの結果で占められている。その場合の作業療法群は内容は，正統（authentic）な，または通常の（customary）作業療法として activity therapy 中心の治療プログラムで構成されている。

その一つに 1998 年に発表されて大きな話題となった Liberman らによる SST と作業療法を比較した RCT の中で，作業療法は心理社会的作業療法（psychosocial occupational therapy）として，art，craft などの芸術的，手工芸的な作業種目を含んだ activity therapy と自分の感情に関するディスカッションを中心にした集団精神療法を行うプログラムとして定義されている。一方，SST 群は基本会話，レクリエーション，服薬管理，症状管理の 4 つの SST SILS モジュールで構成されている。両群とも精神症状，自己効力感，QOL 等は改善し有意差は認められなかったが，日常生活技能，社会的機能に関しては改善度，効果の継続性などで SST 群が作業療法群と比較して有意に効果が高いことが示された[25]。

　この研究に関して各国の作業療法士から多くの反論が寄せられ，専用のメーリングリストで議論が沸騰し，掲載誌の letters to the editor でも多くの作業療法士と Liberman の間で意見が交わされている。作業療法士からの主な意見は次のとおりである。

　作業療法の定義，プログラム内容が実情と乖離し不正確であり，読者に対して作業療法に関する誤った認識を与える。art，craft などの芸術的，手工芸的な作業種目による治療媒介は現在も利用されているが，それだけを実施すると定義された作業療法プログラムはあまりに限定的であり時代遅れ（outdated）である。作業（occupation）と作業活動（activity），art，craft とは同義語ではない。SST や living skills training は 40 年にわたってその必要性，効果を認められ，作業療法士が実践してきたものであり，作業療法の治療プログラムにおいてきわめて重要（crucial）で，基本的・本質的（essential）な構成要素である。この研究の両群のプログラムはともに実際は，作業療法士によって実施されてスーパーバイズされている（SILS モジュールの制作スタッフには作業療法士が含まれている）。この研究は作業療法vs SST ではなく，art，craft，activity therapy vs SST と考えるべきである[26]。

　Liberman らに対するこうした批判や提言を，米国作業療法協会の統合失調症治療ガイドラインや同じく米国の精神保健領域の作業療法協会による 243 名の作業療法士に対する 1997 年の調査結果（SST を 74％の作業療法士が使用するのをはじめとして，自己主張訓練：assertion training，living skills training を 60％以上が利用している）などの文献を参照しながら各国の作業療法士は丁

寧に，かつ厳しく行った。これらは，前節で紹介したHayesによる作業療法実践に関するレビューなどを参照すれば当然の反論といえるであろう。

また，こうした海外での議論を踏まえると，SSTと作業療法の相補的利用を唱え，あえてSSTの活用を控えているかにみえる日本の多くの作業療法士の認識は，世界各国の作業療法士から厳しい批判を浴びたLibermanらの作業療法に対する見識と共通しているといわざるを得ないだろう。そうした認識は，作業活動（activity）を中心にした限定的な作業療法が，過去20年間に実施された心理社会治療に関するRCT等の多くの実証研究の中で，他の治療技法と比較して効果が乏しいとの結論を提示されている現状を踏まえると，自らその存在意義，科学的根拠，エビデンスを手放してしまう危険性と背中合わせであることに早く気づくべきだろう。

3 SSTの効果研究

つづいて，諸外国の作業療法実践，プログラムにおいて重要な構成要素のひとつであることが明らかになったSSTの実証的効果研究の結果，エビデンスについてみていきたい。

1. RCTからみたSSTの効果

現在，SSTの効果，エビデンスを証明していると考えられる主要な研究・RCTは，統合失調症を対象に1980～1990年代に実施されたものであり，先に紹介したLibermanらのものも含まれている。それらをまとめた岩田の報告によると，SSTは適応行動，新たなスキルの獲得・維持・般化や社会的適応度，社会的機能の改善に効果があるという点では一致しているが，精神症状の改善や再発率・再入院率への効果については認めるものと認めないものが相半ばしており，一貫した効果が得られていないという（**表1**）[27]。

2. メタ分析からみたSSTの効果

さらに，RCTよりもエビデンスのレベルの高いメタ分析と叙述的分析についてBellackが1991～2002年までに発表された12件をまとめ，分析し報告し

表1 主なSSTの効果研究[27]

研究者	対象・数	介入群(I)・対照群(C)	介入頻度
Bellackら (1984)	デイケア通所中の統合失調症 n=64	I：SST＋デイケア C：デイケアのみ	週3時間 全12週間
Libermanら (1986)	入院中の統合失調症 n=28	I：SST C：健康教育	週10時間 全9週間
Hogartyら (1991)	退院後の統合失調症 n=105	I：SST＋家族心理教育 I：SST I：家族心理教育 C：薬物療法のみ	前半1年 週1回 後半1年 2週1回
Dubsonら (1995)	通院中の統合失調症 n=28	I：SST C：環境療法	週4回 1回1時間 全9週間
Marderら (1996)	通院中の統合失調症 n=80	I：SST C：支持的集団精神療法	前半6カ月 週2回 1回90分 後半18カ月 週1回 1回90分
Kopelowiczら (1998)	入院中の統合失調症 n=59	I：地域生活への再参加プログラム（CREP） C：作業療法	8セッション 1回45分 全2週間
Libermanら (1998)	通院中の統合失調症 n=80	I：SST C：心理社会的作業療法	週12時間 全6カ月間
Glynnら (2002)	地域生活をしている統合失調症 n=63	I：IVAST C：治療室でのSSTのみ	全60週間 IVASTでは治療室でのSSTに加え地域支援プログラムを実施

精神症状	再発・再入院	生活技能・社会適応
6カ月追跡：SST群はコントロール群よりも有意に改善	1年間追跡：SST群とコントロール群で有意差なし	
2年追跡：SST群はコントロール群よりも有意に改善	2年追跡：SST群はコントロール群よりも有意に改善	2年追跡：SST群はコントロール群よりも有意に改善
	2年追跡：SST＋家族心理教育＜家族心理教育＜SST＜薬物のみの順で再発率が低かった	2年追跡：SST＋家族心理教育＞家族心理教育＞SST＞薬物のみの順で全般的社会機能は良好
実施後：養成症状は両群に有意差なし，陰性症状はSST群はコントロール群よりも有意に改善	一年追跡：両群の間で有意差なし	
2年追跡：SST群と対照群との間に有意差なし	2年追跡：SST群と対照群との間に有意差なし	2年追跡：SST群は社会適応度において有意に改善
		CREP群は対処技能において有意に改善 さらに退院後の通院遵守性が高い
SST群とコントロール群の両群ともに改善 有意差はなし		2年追跡：SST群は全般的に社会的機能が有意に改善
		両群とも社会機能は改善，IVAST群は対照群よりも有意に社会適応度やQOLが改善

ている。12件の中で1件を除く11件では，SSTは効果的であるとの肯定的な結論が次のように導き出されている。精神症状，再発・再入院防止に対する限定的な効果。新たな社会技能の獲得，維持とセッション以外の新たな状況への自然な般化。対人関係の質，量を含めた社会的役割機能の改善。自己効力感の向上など，RCTの結果と同様にSSTの効果が確認されている[28]。

SSTの効果に対して唯一否定的な結論を導き出したPillingらのメタ分析については，SSTの効果が十分に確認できないとの結論を出しているコクランライブラリーと併せてみてみよう。

3. SSTの効果に対する否定的な見解

コクランライブラリーは，英国の疫学者コクランが創設し，50の研究グループがさまざまな疾患についてエビデンスを体系的に集積し分析したデータベースである。このレビューにおけるRCTの選択基準には，研究で脱落した対象も含めることや，その脱落率が35％以下であることなど，厳しい条件がつけられている。そのためSSTについては，20の研究が除外され2研究しか残らなかった。そのためSSTは臨床的には必要であると思われるが，有用であるとの十分な証拠を得るには少なくともあと2研究は必要であると報告されている。

もう一つSSTに対して否定的な結論を出しているPillingらのメタ分析では，9つのRCTが選択され，それらを分析した結果として「SSTは再発率，全般的適応度，社会的機能，QOL，治療遵守に関して明確な効果が乏しく日常実践には勧められない」と報告されている。しかし，この研究に対しては，次のようなさまざまな意見，反論が寄せられている。採択研究数が少ないうえに，文献採用年が1998年までなので，1999年以降の最新の重要なRCT5研究が含まれていない。さらに詳しくみると，それぞれの効果指標に関して9研究すべてが使用されているわけでなく，再発率に関しては4研究，全般的適応度と社会的機能は2研究，QOLは1研究を取り上げて比較し結論を導き出している。これらを踏まえると，コクランライブラリーの結論と同様に，データが少数すぎて結論を出すには至らないと報告すべきであり，Pillingらの結論は妥当ではないとの反論が大半であった[29]。

4. 治療ガイドラインにおける SST の位置づけ

　統合失調症に対する米国精神医学会治療ガイドラインでは，多くのエビデンスを集めて分析し効果的な治療法を推奨している。SST に関しては「統合失調症に対する SST の有効性はすでに確立されており，患者は社会性や自主性などの面で広範なソーシャルスキルを学ぶことができる」として，安定期リハビリテーションの治療として SST を入れている[30]。

　エキスパートコンセンサスガイドラインは，治療実践が評価されている専門家が効果的であると考えている治療法の調査結果を統計解析したものである。そこで心理社会治療部門で推奨されている心理教育，服薬コンプライアンス，アドヒアランス（☞ Key words），ストレス回避・前駆症状の特定に関する援助，家族への援助の中に SST の技術が含まれている[31]。

　また，米国厚生省の下部機関 Agency for Healthcare Research and Quality（米国厚生省公衆衛生局保健政策調査課）は，医療の質の向上，医療事故の減少等を目標に，証拠に基づいた科学的な情報を集積し，適切な治療を推奨するために主要疾患ごとに PORT（Patients Outcome Research Team）を組織している。統合失調症治療の PORT は 1998 年，2003 年の 2 回，推奨治療の報告を行っている。最新版では，1994〜2002 年までの治療転帰に関わる研究を，MEDLINE，PsycLit などの電子データベース，コクランライブラリーなどから検索し，心理社会治療に関しては 116 研究を対象に検討を行った。その結果，「家族介入」「援助付き雇用」「包括的地域生活支援プログラム（ACT）」「技能訓練」「認知行動療法指向精神療法」「トークンエコノミー」の 6 つの心理社会治療が推奨されている。技能訓練（skills training）では「ソーシャルスキルや ADL に問題を抱えている場合には技能訓練が提供されるべきである。この介入の必須の要素は，行動の教示，モデリング，矯正的フィードバック，随伴的社会的強化である。クリニックをベースにしたトレーニングでは，毎日起こるような個別の生活場面，環境下での実践練習で補強する必要がある」と解説され，SST の効果，必要性が確認されている[32,33]。

表2 SSTのエフェクトサイズ（全19研究から）[34]

		研究数	対象者数	エフェクトサイズ	95%信頼区間
治療実施後 Posttreatment					
スキルの獲得	Skill acquisition	14	688	0.77	(0.62〜0.93)
自己主張	Assertiveness	5	160	0.43	(0.11〜0.76)
社会的機能	Social functioning	6	342	0.39	(0.19〜0.59)
全般的な精神症状	General Psychopathology	8	349	0.23	(0.01〜0.44)
フォローアップ時 Follow-up					
スキルの獲得	Skill acquisition	6	295	0.52	(0.28〜0.77)
社会的機能	Social functioning	3	210	0.32	(0.08〜0.56)
再入院	Hospitalization	2	110	0.48	(0.11〜0.86)

5．心理社会治療の最新メタ分析におけるSSTの効果

　Pfammatterらは，PORTと同様に文献検索を行い1990〜2005年までの統合失調症に対する心理社会治療研究に関する21件のメタ解析と，86件のRCTを対象に自ら実施したメタ解析の結果から，治療効果が明確に認められる心理社会治療として，①SST（Social Skills Training），②認知リハビリテーション（cognitive rehabilitation），③家族心理教育（psychoeducation coping-oriented interventions with families and relatives' groups），④陽性症状への認知行動療法（cognitive behavioral therapy of positive symptoms）の4つを報告している。

　86件のRCTの中でSSTの効果に関連している研究は19件あり，それらからSSTによる治療効果のエフェクトサイズが**表2**のように算出されている。スキルの獲得はその維持も含めて大きな効果があり，社会的機能は中程度ながら有意に安定した改善効果があり，全般的な精神症状の改善はわずかながらあり，再入院率の減少は対象RCTが2つに限られるもののかなりあると評価さ

れている。他の3つの心理社会治療と比較したときに，どのエフェクトサイズもほぼ同じレベルにあり，SST の治療効果が認められる。

　考察では，実際の生活環境下でのスキル，行動の般化が課題として挙げられている。それに関しては，認知機能障害を改善するための認知リハビリテーションの活用や，生活場面で家族，関係者，ケースマネジャーが直接トレーニング，強化を行う IVAST（In Vivo Amplified Skills Training）の活用，援助付き雇用（supported employment）の併用などを進めることが重要であると提案されている[34]。

　ある心理社会治療単独の効果研究とは異なり，実際の臨床上は各種ガイドラインや PORT 等でも推奨されているとおり，対象者のニーズに応じて適切な治療技法を組み合わせた包括的な援助・介入の重要性があらためて確認されたといえよう。

4　地域生活を支援する包括的な作業療法を実践するために

　以上みてきたように，過去 20 年間に実施されてきた研究成果から SST の治療効果は認められていると考えてよいだろう。今後はさらに，対象，治療形態，治療期間，転帰などを分けた詳細な研究が求められている。作業療法士はそうした結果を踏まえて，作業活動（activity）だけであるとか SST だけで治療プランを考えるのではなく，どのような対象者に，どの心理社会治療を組み合わせた場合に，より効果的であるのかを幅広く検討する包括的リハビリテーションの視点に立って，これからの実践を進める必要があるだろう。

　そうした現代の精神保健領域の作業療法実践のことを，Liberman らによる限定的な作業療法定義に強く反論した作業療法士はホリスティック・アプローチ（holistic approach）と呼び，バイオフィードバック，ストレスマネジメント，SST，就労支援等を含む幅広い包括的な臨床実践であると述べている[26]。

　地域ケアが中心になっている海外の精神保健領域の作業療法の広範囲な取り組み，実践の中で，治療効果が証明されている SST は欠かすことのできない非常に重要な治療技法のひとつであることが明らかになった。大きく出遅れたものの，日本も諸外国をモデルに入院治療中心から地域ケア中心へと転換が進

められている．わが国のこれからを担う若い作業療法士には，SST の基本的な理論，スキルを早急に身につけ地域生活支援に積極的にチャレンジしていくことが望まれる．

Key words（用語アラカルト）

1 社会的入院

病状・症状が回復し，医学的な治療，管理の必要がなくなっているにもかかわらず，長期間にわたり入院が継続していること．特に精神科では，長期入院の結果，親族などとの交流が疎遠になり退院後に住む場所が確保できないことや，社会的偏見などさまざまな要因により社会的入院患者が 30 万人に上るといわれている．

2 精神力動的作業療法

フロイトの精神分析理論が発展し成立した精神力動精神医学を，理論的な枠組みとして採用して 1940 年代後半から 1960 年代前半にかけて米国を中心に発展した作業療法理論である．参考文献として，Fidler GS & Fidler JW（加藤孝正訳）：精神医学的作業療法．医学書院，1966 がある．

3 habit training（習慣化トレーニング）

日本では，生活療法の中の，作業療法，レクリエーション療法と並ぶ構成要素のひとつとして，生活指導，しつけ療法の訳で位置づけられている．ここでは，1900 年代初頭に Eleanor Clarke Slagle らが重症精神疾患患者に対して行った，一日 24 時間の生活を厳密なスケジュールで過ごす治療プログラムとしての習慣化トレーニングを指している．

4 投影的な治療手段

個人の内面，無意識の感情，人格特性などが表出されやすい，表現の自由度が高い作業活動種目のことをいう．具体的には，絵画，粘土・陶芸，コラージュなどが挙げられる．精神力動的作業療法では，これらが，評価，治療の手段として利用される．

5 ピアサポート

ピア（peer）とは，友人や仲間を意味する言葉であるが，特に，病気，障害

など，同じ経験をしている仲間のことをいう．その当事者が，互いに援助，サポートしあい，自立に向けて進んでいくことを意味している．

6 アドヒアランス（adherence）

薬物療法に関連して用いられる．精神疾患の再発を予防するための，服薬継続の必要性を患者自身が理解し，積極的，能動的に治療に関与することを意味している．以前はコンプライアンス，服薬遵守と表現されていたが，医者の指示に患者が一方的に従うという父性的な医療のイメージが強いとの批判により，アドヒアランスへと切り替わってきている．

引用文献
1) Moll S, Cook JV : " Doing " in mental health practice ; therapists' beliefs about why it works. Am J Occup Ther **51** : 662-670, 1997
2) Bonder BR : Occupational therapy in mental health ; crisis or opportunity. Am J Occup Ther **41** : 495-499, 1987
3) Friedland J, Renwick RM : Psychosocial occupational therapy ; time to cast off the gloom and doom. Am J Occup Ther **47** : 467-471, 1993
4) Price S : New pathways for psychosocial occupational therapists. Am J Occup Ther **47** : 557-559, 1993
5) Paul S : Mental health ; An endangered occupational therapy specialty. Am J Occup Ther **50** : 65-68, 1996
6) 辻 貴司：地域精神保健領域の作業療法－欧米の実践を中心に．OT ジャーナル **34** : 307-311, 2000
7) Hayes RL : Occupational therapy in the treatment of schizophrenia. Occup Ther Ment Health **9** : 51-68, 1989
8) 辻 貴司：精神障害リハビリテーション領域の作業療法の効果．精神障害とリハビリテーション **7** : 36-42, 2003
9) Hayes RL, Halford WK : Generalization of occupational therapy effects in psychiatric rehabilitation. Am J Occup Ther **47** : 161-167, 1996
10) 文野加代：看護の視点からみたアメリカの精神科医療の現状．精神科看護 **66** : 102-109, 1998
11) Hughes PL, Mullins L（著），アイリーン・山口（監訳），佐藤裕司，木村充代，他（訳）：精神科のソーシャル・スキル－日常生活援助と作業療法．協同医書出版社，1984
12) Parlato L, Lloyd C, Bassett Jo : Young occupations unlimited ; an early intervention programme for young people with psychosis. Br J Occup Ther **62** : 113-116, 1999
13) Lloyd C, Kanowski H, Samra P : Developing occupational therapy services within an integrated mental health service. Br J Occup Ther **61** : 214-218, 1998

14) Lloyd C, King R, Frikkie M : The impact of restructuring mental health services on occupational therapy. Br J Occup Ther 62 : 507-513, 1999
15) Lloyd C, Kanowski H, Maas F : Occupational therapy in mental health : challenges and opportunities. Occup Ther Int 6 : 110-125, 1999
16) Lloyd C, Bassett J, Samra P : Rehabilitaiton programmes for early psychosis. Br J Occup Ther 63 : 76-82, 2000
17) Rebeiro KL : Occupations-as means to mental health ; a review of the literature, and call for research. Can J Occup Ther 65 : 12-19, 1998
18) 大橋秀行：イギリスでの地域精神医療における作業療法士. 作業療法 19 : 161-166, 2000
19) 大橋秀行：英国の地域精神保健チームにおける作業療法士の現況. OTジャーナル 35 : 748-750, 2001
20) 吉川ひろみ，山下　由美：根拠に基づいた作業療法（EBOT）の実践と課題. OTジャーナル 36 : 419-424, 2002
21) 鈴木久義：精神科作業療法におけるEBM―特に精神分裂病に関して. 作業療法 19 : 54222-224, 2002
22) 辻　貴司：精神分裂病に対する作業療法の検討―米国精神科作業療法との比較を中心に. 大塚俊男, 他（編）：エビデンス精神科医療―実証的証拠に基づく精神疾患の治療方針. 日本評論社, pp79-97, 1999
23) DeCarlo JJ, Mann WC : The effectiveness of verbal versus activity groups in improving self-perceptions of interpersonal communication skills. Am J Occup Ther 39 : 20-27, 1985
24) Jin Z : Effect of an open-door policy combined with a structured activity programme on the residual symptoms of schizophrenic in-patients ; a six-month randomised controlled trial in Yanbian. Jilin. Br J Psychiatry Suppl 24 : 52-57, 1994
25) Liberman RP, Wallace CJ, Blackwell G, et al : Skills training versus psychosocial occupational therapy for persons with persistent schizophrenia. Am J Psychiatry 155 : 1087-1091, 1998
26) Letters to the editor : Skills training versus psychosocial occupational therapy for persons with persistent schizophrenia. Am J Psychiatry 156 : 1292-1295, 1999
27) 岩田和彦, 池淵恵美：認知行動療法. 精神障害とリハビリテーション 7 : 124-131, 2003
28) Bellack AS, Mueser KT, Gingerich S（著），熊谷直樹，天笠　崇，岩田和彦（監訳）：わかりやすいSSTステップガイド―統合失調症をもつ人の援助に生かす. 星和書店, 2005
29) 池淵恵美：特別講演「SSTの効果とは何か」. SST newsletter 19 : 6-13, 2007
30) 米国精神医学会（編），佐藤光源，樋口輝彦，井上新平（監訳）：米国精神医学会治療ガイドラインコンペンディアム. 医学書院, 2006
31) McEvoy JP, Scheifler PL, Frances A, et al（著），大野　裕（訳）：エキスパートコンセンサスガイドラインシリーズ 精神分裂病の治療1999. ライフサイエンス, 2000
32) Lehman AF, Kreyenbuhl J, Buchanan RW, et al : The Schizophrenia Patient Out-

comes Research Team (PORT) ; updated treatment recommendations 2003. Schizophr Bull **30** : 193-217, 2004
33) 岩田和彦 : Evidence-Based SST-SST の効果って何だろう？（第 20 回）. SST newsletter **18** : 17-19, 2006
34) Pfammatter M, Junghan UM, Brenner HD : Efficacy of psychological therapy in schizophrenia ; conclusion from meta-analyses. Schizophr Bull **32** : S64-S80, 2006

参考文献

1) Bellack AS : Skills training for people with severe mental illness. Psychiatr Rehabil J **27** : 375-391, 2004
2) Bonder BR : Occupational therapy in mental health : crisis or opportunity. Am J Occup Ther **41** : 495-499, 1987
3) Brady JP : Social skills training for psychiatric patients, II : clinical outcome studies. Occup Ther Ment Health **5** : 59-74, 1985
4) Cook JV : Innovation and leadership in a mental health facility. Am J Occup Ther **49** : 595-606, 1995
5) Craik C : Occupational Therapy in Mental Health ; a review of the Literature. Br J Occup Ther **61** : 186-192, 1998
6) Craik C, Chacksfield JD, Richards G : A survey of occupational therapy practitioners in mental health. Br J Occup Ther **61** : 227-234, 1998
7) Godgrey A : Policy changes in the national health service : implications and opportunities for occupational therapist. Br J Occup Ther **63** : 218-224, 2000
8) Harries P : Community mental health teams : occupational therapists' changing role. Br J Occup Ther **61** : 219-220, 1998
9) Hayes RL, Halford WK, Varghese FN : Generalization of the effects of activity therapy and social skills training on the social skills behavior of low functioning schizophrenic patients. Occup Ther Ment Health **11** : 3-20, 1991
10) Johnston MT : Occupational therapists and the teaching of cognitive behavioral skills. Occup Ther Ment Health **7** : 69-81, 1987
11) Kannenberg KR : Occupational therapy practice guidelines for adults with schizophrenia. Bethesda, Md, AOTA, 1997
12) Kleinman BL : The challenge of providing occupational therapy in mental health. Am J Occup Ther **46** : 555-557, 1992
13) Klyczek JP, Mann WC : Theraputic modality comparison in day treatment. Am J Occup Ther **40** : 606-611, 1986
14) Kopelowicz A, Wallace CJ, Zarate R : Teaching psychiatric inpatients to re-enter the community ; a brief method of improving the continuity of care. Psychiatr Serv **49** : 1313-1316, 1998

15) Lehmann K, Kunze H : Developmental status and goals in occupational therapy ; the "Guideline for Occupational Therapy in Psychiatric Hospitals". Psychiatr Prax **14** : 1-7, 1987
16) Meeson B : Occupational therapy in community mental health, part 2 ; factors influencing intervention choice. Br J Occup Ther **61** : 57-62, 1998
17) Mojtabai R, Nicholson RA, Carpenter BN : Role of psychosocial treatments in management of schizophrenia ; a meta-analytic review of controlled outcome. Schizophr Bull **24** : 569-587, 1998
18) Scott JE, Dixon LB : Psychological interventions for schizophrenia. Schizophr Bull **21** : 621-630, 1995
19) 谷口英治：精神障害領域における使用理論の傾向と QOL について．OT ジャーナル **29** : 269-275, 1995
20) VanLeit B : Managed mental health care ; reflections in a time of turmoil. Am J Occup Ther **50** : 428-434, 1996
21) 山下　由美, 吉川ひろみ：根拠に基づいた作業療法（EBOT）の現状．OT ジャーナル **36** : 1041-1046, 2002

第4章

作業療法とSST

第4章 作業療法とSST

学習の目標

- 作業療法の治療構造を考える
- 作業療法における生活技能の獲得を，学習理論の立場から考える
- 作業療法とSSTの相補的利用の意義について知る
- 認知行動療法としてのSSTの基本技法を知る
- SSTを生活の場に活かす般化の課題と，最大限の生かし方を学ぶ
- SSTと作業療法の相補的活用について，実践例から，それぞれの特性（良さと強み）を生かすアプローチを考える
- SSTと作業療法の相補的活用について，具体的な意義とメリットを知る

1 作業療法

1. 作業療法における生活技能の獲得―学習理論の立場から

　作業療法は，精神科治療の柱である薬物療法や精神療法と治療の特性や構造を比較すると，「作業」を中心とした多彩な構成要素で成り立ち，より日常的な場を形成して，心身機能面での回復や適応的な生活技能の向上などを目的とすることが特徴である[1]。すなわち，個人的にも，社会的にも，治療的な面でも意味のある作業遂行（occupational performance）を通して，そこでの人と人との交わりを用いながら，基礎体力や集中力，自信，そして日常生活技能や対人関係技能，課題遂行能力など，対象者にとって生物的，心理的，社会的な諸側面を改善したり育てようとする緩やかで多義的な治療構造といえる。そうした作業療法特有の治療構造は，一例を挙げると，対人緊張が強く意思表示を苦手とする自閉的な対象者には効果的に機能しにくい精神療法などと比べると，「作業」を介するという治療構造・特性ゆえに，さまざまな人を受け入れる裾野の広さがあること，そして「作業」1つをとってみても，治療としてきわめてバラエティーに富む治療法としての豊かさをもつ。そして，それが作業療法の最大の魅力であり長所ともいえる。

　しかし，その反面「従来の作業療法は，うまくいった場合の結果として生活

技能の向上が得られたにせよ，ある技能の獲得のために状況が意識的に設定され練習が繰り返されることは少なかった」[2]との指摘や，生活に近い場を形成するがゆえに，生活技能を獲得する過程で妨害刺激が生じやすく，生活技能を学習するチャンス（偶然性）に恵まれることに依存しており，意識的，系統的に積み重ねる学習，支援プロセスが不明確であるといえる[3]。

実際には，作業療法における学習理論に基づく考え方や治療手段は，自然な形で広範囲に活用されており，日常場面でも特に意識されずに用いられてきわめて親和性は高い。しかし作業療法士があまり意識せずに用いてきたという点は，対象者の適応的な認知行動面での変容（すなわち認知行動障害の改善）に対して，評価や治療的介入のうえでの操作性，計画性，意図性の弱さが感じられる。

今日の作業療法は，生活技能の獲得に向けて，より確実な援助技術が求められるといってもよい。

2．作業療法と SST の相補的活用の意義

作業療法は，個人，集団精神療法的なものや生活療法的なものまで幅広くプログラムとして存在するが，認知行動療法としての SST を取り入れる際は，その前提となる精神科リハビリテーションの基本概念と SST の特徴を正確に理解するほかに，特別な研修を受けて認知行動療法としての基本技法（考え方とワザ）を身につけることが望ましい。そのうえで，独立したプログラムとして実施したり，既存プログラムの一部として相補的，相乗的に活かす工夫をすることで，当事者のリカバリーに最大限に貢献していくことが期待できる。この点が，作業療法と SST を相補的活用するうえで最も大きな魅力となる。

現代の作業療法は，認知・学習の障害をもつ対象者が，社会で豊かに生きるために必要となる生活技能を身につける援助を行うが[4]，作業療法と SST の双方の特性（良さや強み）をしなやかに活かす相補的活用が求められる[5]。

それによって作業分析に行動療法的な視点が生じたり，作業を行動要素に細分化したり，強化刺激としてどのように作業が利用可能か，治療目的に沿った作業の段階づけなどが可能となる。また，作業遂行に関連する生活技能（適応

的なソーシャルスキル）に関しても，より系統的，構成的に学習を可能にするなどの多くのメリットが生じると思われる。

2 SST

1. 認知行動療法としての SST の基本技法

　SST では，通常，次のような認知行動療法の技法が用いられる。

　治療者は，個別面接を通して対象者の抱く希望や目標，あるいは生活実感を伴う"生活のしづらさ"に寄り添いながらその思いを引き出して，数カ月先の長期目標と当面の短期目標，そして，そのための練習課題を明確にして対象者と共有していく。これらは SST の重要なアセスメント過程であり，その中心部分となるのが目標や練習課題の設定であるが，治療者にとって困難な作業となることも多い。すなわち，対象者は目標や練習課題に関して現実検討が不十分なまま，非現実で不適切な認知をしていたり，抽象的なイメージでいることもまれではない。そのため，治療者は適応的な生活に向けた質問を繰り返して，目標や練習課題に関して，より現実的で適応的な認知に修正していくことが必要な場合もある。

　さらに，治療者は長期目標および短期目標に向かって段階的にスモールステップで練習テーマを具体的に細かく設定していくが（行動形成法：shaping），対象者が主体的に取り組んでみたいと思えるように，練習の意義とメリットをわかりやすく説明して（説明と同意：informed consent），対象者の前向きな動機を育くんでいく（教示：instruction）。このような治療者と対象者の協働関係の構築やパートナーシップ形成に向けた治療者側の努力は，SST の治療過程を通して続けられていく。

　実際の SST は，個別 SST（ひとり SST ともよぶ）の形態でも，時と場を選ばず，いつでもどこでも実施可能であることが何より SST の強みである。しかし，通常は社会的学習が促進されやすいように集団療法の形態で実施される。集団で行う SST は，開始時に SST の目的と参加ルール（**表 1**）を確認した後，しばしばグループの緊張感や圧迫感を低減させる目的で短時間のウォーミ

表1　SST 参加ルール（ポスター）

> SST 参加のルール
>
> 1. 見学はいつでも出来ます
> 2. 嫌なときは「パス」できます
> 3. 人の良いところを褒めましょう
> 4. 良い練習ができるように他の人を助けましょう
> 5. 質問はいつでもどうぞ
> 6. トイレにはちょっと断ってから

アップ（第6章）を行う．これは，参加者だけでなく，しばしばスタッフの緊張感を明るくリラックスしたものに変える．SSTのリーダーは，開始から終了まで一貫して参加者の肯定的な側面を探し出し，些細な点についても正の強化を行うため，参加者に安心感や自己肯定感をもたらすことが多い．

　SSTで行う個別援助の過程は，まず，練習場面を作り，本人なりのやり方で実技リハーサル（ロールプレイ：role play ☞ Key words）を行う．そして，さらなる行動変容に向けたロールプレイを繰り返すが，モデリング（modeling ☞ Key words）や促し（コーチングとプロンプティング ☞ Key words），そしてフィードバック（☞ Key words）などの認知行動療法の諸技法を活用する．

　また，認知・学習の障害により「失敗から学ぶことが苦手」な対象者の特徴を考慮して，たくさんの具体的事実に基づく温かな正のフィードバックと，1つか2つの建設的な修正フィードバックを積極的に集団力動として活用していく．

　このように個別面接と集団療法としての個別援助過程を通して，対象者本人が主人公となって自己課題に主体的に取り組む姿勢を強化していく．

　SSTは，セッションのみでなく実生活でもできるようになることを最終目標としているため（般化），通常は宿題（チャレンジ課題ともいう）を設定する．しかし，実際の宿題遂行は予期せぬ出来事が起きたり，適当な宿題相手に恵ま

れずに練習どおりに遂行できないことも生じる。そのため，成功しやすいように当面の宿題相手はスタッフが務めたり，その次のセッションでは，送信技能だけでなく，処理技能にも焦点を当てながら，他のSST参加メンバーからアイデアをもらい，問題解決技能訓練を併用して対処レパートリーを広げることもある。

また，ほかのSST参加メンバーにとっては，集団において他者の練習に肯定的な意見を述べたり，練習の相手役を果たす役割体験は，「他のメンバーの役に立つ体験」となるほか，褒められる人をみるにつれて「私もやってみよう」という意欲につながり，結果としてエンパワーメントされていくことが多い。

そのほか，積極的に自己課題に取り組むほかのメンバーをみること自体が，回復への1つのロールモデルとなる。

2.「般化」を最大限に活かす工夫

Wallaceによると，「統合失調症者は，ある対人状況における生活技能を改善する訓練は可能だが，訓練状況と異なる場では学習した生活技能を活用していく柔軟性に欠ける」[6]と指摘する。SSTは生活技能の学習を主な目的として行うが，認知障害のある人の般化（generalization☞Key words）は大きな課題である。特に重い認知障害や陰性症状をもつ方は，SSTの通常の進め方や宿題遂行だけに頼ると般化は困難になる。そこで認知障害の存在を前提として，**表2**[7]，**表3**[8]のような般化のための多彩な学習方法や，認知機能障害を補う学習方法の工夫を参考にして進めていく必要が生じる。すなわち，統合失調症のような認知行動障害をもつ方の場合，無誤謬学習（errorless learning☞Key words）や過剰学習（over learning☞Key words）を十分に考慮に入れて進めるほか，認知リハビリテーションについても検討の余地がある。しかしながら，今のところどこまで日常生活の多様さ，複雑さに応じきれるかは不明なままで，さまざまなプログラムの活用や環境調整[9]などの総合的対処が望ましいように思われる。筆者の経験では，病棟の担当看護師や作業療法助手に宿題相手のコツを伝えたうえで，ポジティブな対応を頼んでおいたところ般化が劇的に進んだケースもある。

表2 生活技能を「般化」させるための技法[7]

- 宿題
- 多彩な例や,複数の治療者
- 問題解決技能
- 実際の場での練習
- 練習の構造,頻度,指導を徐々に減らしていく
- 練習の場を実際の場にほぼ同じか,模擬 練習となるようにする
- 獲得した技能を確かなものとするための,自然な強化因子
- 生活の場で価値のある,自己支持的な技能
- 自己強化ができるようにする
- 何回も反復して,十二分に学習する
- 練習に当たって,機能的で獲得可能な目標を明らかにする

表3 認知機能障害を補う学習方法[8]

① 適応的アプローチの直接的学習(SST)
　　認知機能障害を前提としたスキル学習
　　　　ゴールの明確化,視覚と聴覚双方からの入力,妨害刺激を避け,訓練場面をわかりやすい構造に保つ,直後の正のフィードバックによる強化 等
② 認知機能を代償する学習方法の使用
　　無誤謬学習(errorless learning)
　　　　失敗を犯さないように,的確な指示を行う
　　過剰学習(overlearning)
　　　　繰り返し練習して,体で覚える
③ 認知プロセスの直接的な改善をめざす方法
　　認知的リハビリテーション(cognitive remediation)
　　　　注意維持,遂行機能,言語性記憶などの要素的認知機能を直接的に訓練する方法

　ベラックらは,統合失調症を対象にSSTの研究レビューを行ったが,その中から般化に関する研究知見(般化研究の到達点)を**表4**に抜粋した[10]。これらの研究からいえることは,ある程度自然な状況への般化は生じるという点である。

　Mueserは,近年の研究成果を受けて,般化を最大限に活かすポイントを次

表4 「般化」に関する SST 研究レビュー（文献 10 を抜粋して引用）

Furman, Gleller, Simon & Kelly, 1979 ; Liberman et al., 1984
　（結論）訓練された技能の自然な対人関係場面への般化としては，中等度のレベルでの般化が生じる。
Donahoe & Driesenga, 1988
　（結論）慢性期の精神障害者で，新しい生活技能の獲得，長期間の維持，他の状況への般化が認められる。
Benton & Schroeder, 1990
　（結論）統合失調症患者において新しい生活技能の般化が認められる。
Corrigan, 1992
　（結論）成人精神疾患患者において，新しい生活技能の獲得，維持，般化が認められる。
Smith et al., 1996
　（結論）統合失調症を対象にして，新しい生活技能の獲得，維持，般化が認められる。
Heinssen et al., 2000
　（結論）統合失調症患者において新しい生活技能の獲得，維持，般化が認められる。
Glinn et al., 2002
　（結論）クリニックでの SST 実施群と，ケースマネジャーが地域に足を運んで実地練習を加えた SST 群（IVAST）では，後者が社会適応度，問題解決，そして般化に優れていた。

のように整理した[11]。

①実生活の場においても技能を練習する，②家族，友人，スタッフなどの支援者にも SST に参加してもらい，適切な場でメンバーに技能を使うように促してもらう，③定期的なスタッフ訓練や計画会議を設定して，そこで宿題の遂行状況や評価について話し合いの場をもつ。

筆者の見解としては，①に関しては，実地練習を加えた IVAST（第6章）を主に指すと解釈しているが，個別 SST（第6章）や Assertive Community Treatment（☞ Key words）における広い意味の個別 SST を含むものと考える。

以上の事柄をふまえると，般化とは，①入院や地域を問わず，実際の生活における関係者を，いかにスタッフとして SST に巻き込めるか，②SST は，セッ

ションだけの時間を言わず，一日，一週間という単位で治療構造を構成していくことが重要であり，日常生活の場での実地練習やトレーニングといったさまざまな実践上の工夫や，他のプログラムとの相補的活用を行う点が，般化を促進するポイントになると思われる．

わが国の作業療法は，伝統的に，作業療法室での手工芸を中心にした作業療法プログラムが多く見受けられるが，日常生活に近い治療構造を作り出しているとはいえ実生活の活動そのもの（real occupation）ではなく，生活技能を学習する点では般化の問題が生じる．それと同様に，職業リハビリテーション領域の作業療法でも作業療法室の模擬環境下での保護的な職業前訓練よりも，職場や地域の中での実施がより効果的なことが知られている（Place-then-trainモデル ☞ Key words）．

SSTの般化研究もふまえて，作業療法において，作業療法士が対象者の認知行動障害を前提とした生活技能（特に，ソーシャルスキル）の獲得と般化をいかに行うことができるか，今後の作業療法のあり方を考えていく必要があろう．

3 作業療法とSSTの相補的活用の実際

1．SSTを相補的に活用した作業療法の実践

上原は，作業療法士としてSSTを相補的に活用した精神科デイケアでの実践を報告しているが，通常のデイケア活動を相補的に活用してSSTの練習課題がセッション外にも般化するように，次のような継続的な関わりをもった[12]．

ある高齢の統合失調症のAさんがSSTで「話しに折り合いをつける」課題に取り組み，デイケア活動の中でも上手に折り合いをつけられることを目標とした．

作業療法士は，デイケア活動中は本人の傍らにいながら，SSTで練習した課題や適応的な技能に気づかせたり，思い出させて（reminder），作業記憶（ワーキング・メモリー）を補う役割を果たし，手がかり，合図，ヒントをタイムリーに与えることでメンバーの認知行動過程に働きかけた（教示，促し，チャレンジ課題）．そして，Aさんの行った努力と適応的であった技能を，活動終了後

表5　環境調整（渡邊ら）[9]

- 聴覚・視覚入の制限：処理能力の範囲内で
- 構造化：理解しやすい状況
- 作業の分割：複雑な作業を簡単なものに分割
- ストレスや疲労を減らす：十分な時間のゆとりを作る
- 手がかり：行動開始のきっかけとなる感覚刺激
- 失敗のない学習：失敗体験は手続き記憶として刻印

に具体的に褒めて（正のフィードバック），その成功体験を手続き記憶として刻印させて次回も実行してみるように温かい態度で励ました（強化，チャレンジ課題，反復学習）[13]。

　ここで注意を喚起したい点は，仮に，宿題がデイケアや作業療法の場でうまく行えたにせよ，それ自体が本来の生活の場で生かされる保証はない点である。

　それゆえ，引き続いてさまざまな生活場面でも，多くのreminderとなる人やモノの存在が必要である。すなわち，手がかりとなる明瞭で簡潔な情報がタイムリーに与えられたり，手順が書かれたリストが壁に張られていたり，実行するスケジュールを知らせたりすることが認知行動障害を補ううえでは大切となる。また，そこでの成功体験の積み重ねが，新しい手続き記憶としての刻印（学習）につながる。認知障害への対処としては，渡邊らの環境調整を行う際の原則（注意点）を，ぜひ参考にされたい（**表5**）[9]。

2. 援助者自身を成長させるSST

　これはSSTに限らないが，心を病む人を支えながら生きる力をつける支援とは，そもそも当事者だけの問題（課題）ではなく，作業療法士を含めた本人を取り巻く支援者，関係者，家族が「いかにより良く変われるか」，「いかに良好なコミュニケーション・スキルを身につけられるか」という支援者のためのSST（支援者にとっては，プロフェッショナル・スキルズ・トレーニングといってもよい）が同時に行われることになる。SSTにおける般化は，当事者側の行動変化に目を向けるのではなく，当事者と環境，双方の変化の過程として論じられるべきものである。SSTの場の構造を，いかに普段の生活の場にも構築で

きるか，むしろスタッフや周囲の者の課題のほうが大きく，般化の課題ともなる。この点では，SST は，「援助される側だけでなく，援助する側（人的環境）を育てる」ことにも働くが，長らく SST リーダーを務める経験は，援助者が自らを冷静に振り返り，普段の何気ない言葉やコミュニケーション・スキルをモニタリングする機会となること，そして，それがコミュニケーション・スキルを援助技術として活かす出発点ともなるのである。

4 作業療法と SST の相補的活用―その意義とメリット

　統合失調症のあるなしを超えて，そもそも人間は，生物・心理・社会的な存在であるため，病気と障害の治療，リハビリテーションは当然ながら多面的なものとなる。また，それがバラバラでは意味をなさず，統合的，包括的であることが重要である。その意味で，作業療法と SST は，トータル・リハビリテーションの一手段としてどちらも重要な療法であるが，単一の働きかけで当事者の多様なニーズと目標が達成されるわけではない。また療法として差異を強調したり優劣を論じるのではなく，相補的，相乗的に作用しあうことが生産的で，何よりも当事者のメリットに資することになる。

　作業療法と SST の相補的活用は，これまで述べた双方の弱点を相補しながら，それぞれの利点を活かすことにある[1]。

1．作業療法との相補により，SST には以下の意義とメリットが生じる

　①作業療法における作業・活動体験を通して認識した問題点を，今後，獲得していく課題として受け止めて，当事者と一緒に課題を確認したり気づく機会として具体的に共有できる。

　②SST のセッション外でも，強化，フィードバック，reminder としての援助をタイムリーに提供できて，環境と個人の双方に働きかけることのできるコーディネート機能を作業療法士はもっている。作業遂行に伴う豊富な対人場面，作業療法士が行う実地練習，個別 SST などを通じてセッション外で般化を促進する機会となる。

表6 認知行動療法の意義 (野中, 2000)[16]

①障害をもつ主体者にとって,問題を特定しやすく,自己監視が可能となり,自己コントロールの道が開ける。
②治療者にとって,問題を具体的な反応として理解でき,客観的に評価し,介入を構造化しやすく治療効果が説明しやすくなる。
③慢性疾患や障害らに対して,訓練や自己管理というアプローチの可能性が生まれる。
④原因が不明であったり複雑であっても,具体的な問題行動に対処できる。
⑤障害をもつ者自身の自己効力感を増強する可能性がある。

2. SSTとの相補により,作業療法には以下の意義とメリットが生じる[3,5,14]

　これは作業療法士に限らず,あらゆる職種や援助者に共通する中核をなす技能 (core skills)[15] と思われる。援助者自身のもつ課題（技能）に気づく,職場の中でお互いに配慮しあう,あらためて対象者の社会機能の高さや障害の存在に気づく,などである。野中による認知行動療法の意義も参照されたい（**表6**）[16]。

　①対等な人間として同じ目線で接して,尊敬の念をもって心を病むつらさに寄り添い,共感や傾聴というヒューマニズムに溢れる援助者としての態度が身につく。すなわち,障害者の人生の回復（リカバリー）に携わる援助者としての基本的態度の形成でもある（パートナーシップ形成のスキル）。

　②対象者の生き方や多様なニーズと正面から向き合い,しっかり寄り添える援助者としての態度形成の獲得（対象者の思いに寄り添う面接技術）。

　③対象者の希望を引き出しつつ自己選択と自己決定を尊重し,課題や目標を簡潔明瞭に,明白に伝達して共有する面接技術の獲得（インフォームド・コンセントに関する面接技術）。

　④今まで見過ごしていた健康な側面に敏感に気づいたり,援助者側が何気なく使っている言葉やコミュニケーション・スキルが,いかに相手に動機を与えたり,自信を失わせるかという気づきを得られやすい。そして援助者として,今,できていること,もっと洗練化させる必要のある援助技術やフィードバック技術に気づきやすくなる（パートナーシップ形成と,エンパワーメントのた

めのスキル）。

⑤多職種協働チーム（multi-disciplinary team）への参画とその自覚，他の専門職や社会資源と連携する際のネットワーク形成に関するスキルの向上。

⑥認知行動療法としてのSSTの諸技法を意識的，意図的，計画的に活用することで，認知行動障害を前提とした学習環境として場の構造化のスキルの向上（目標や課題を明確化させる技術，段階的に課題を細分化する行動形成法，モデリング技術，積極的なフィードバック技術，ロールプレイ技術　等）。

⑦対象者が自らの病気や障害，援助に関する正しい情報を獲得することで，自らのセルフケアを自己管理する道が拓かれ，症状自己管理のための作業療法の可能性が拓かれる（SST，心理教育，作業療法の相補性）。

⑧ロールプレイ（ロールリハーサル）は単なる演技やシミュレーションではない。作業評価と同じく通常の会話を通した面接では把握しきれない本人の実感を伴う「思い」や認知行動上の問題把握に役立ち，ソーシャルスキル評価としてその人の「真実」がしばしば表われる。また，これから起こる「現実の先取り」となり，「新しい生き方」を見出す機会となる。

Key words（用語アラカルト）

1　ロールプレイ（role play）

ロールプレイとは，実際の生活場面における役割を練習すること（役割演技）で，最初のロールプレイを，特にドライラン（予行演習）という。このドライランでは，対象者のもつ対処技能における過剰な点と不足な点で受信・処理・送信の技能について，また，言語・非言語的な側面からソーシャルスキルの評価を行うことができる。治療者側が通常の面接で気づかなかった点に新たに気づくことも多々ある。(日本集団精神療法学会監修：SST. 集団療法の基礎用語. 金剛出版. 2003)

2　モデリング（modeling）

他者（モデル）の行動を観察しながら，その行動を模倣して学習することをいう。主にモデルは，リーダーかコ・リーダー，あるいは意見を出してくれたメンバーが演じる。

3 促し（コーチングとプロンプティング）

コーチング（coaching）は「教示」と訳され，治療者が少し離れた場所から手を用いた合図・指示を送ることをいい，プロンプティング（prompting）は，「促し」と訳され，治療者が後方からモデリングで用いた言い回しや褒め言葉などを小声でささやくこと（日本集団精神療法学会監修：SST．集団療法の基礎用語．金剛出版，2003）。

4 フィードバック（正のフィードバックと修正フィードバック）

フィードバックは，結果に関する情報を原因に反映させることで，帰還と訳される。正のフィードバック（ポジティブ・フィードーバック）は，原因に対して出力を増強する方向に働くものである。正のフィードバックを出しやすい温かな雰囲気の中で，褒める，認める，拍手する，などが自然に多用される。一方，修正フィードバック（コレクト・フィードバック）は，十分に正のフィードバックが行われた直後に，「さらによくする点」「工夫する点」という形での改善点が，本人の了解のもとで1つか2つだけ取り上げられる。それ以上に取り上げると，せっかく練習した努力さえ否定されたと受け止められてしまう場合が生じるため，その用い方には注意を要する。

5 般化（generalization）

行動療法で条件づけが行われたある特定の刺激と類似の刺激に対しても同じ反応を生じること。新しい状況へと技能が伝わっていくことを意味している。

6 無誤謬学習（errorless learning）

失敗を犯さないように，的確な指示を行うなど，学習者の能力に合わせて練習をすすめる学習方法。

7 過剰学習（over learning）

何度も繰り返して練習することで「体で覚える」学習方法。長時間学んだ外国語も，使わなければすぐ退歩するが，いったん覚えた水泳や自転車乗り，自動車運転などはほぼ一生忘れないと言われることからも，言語学習よりも動作学習はよく把持されるといわれる。

8 Assertive Community Treatment（ACT）

包括的地域生活支援プログラム。重い精神障害を長期間継続してもち，入退

院を繰り返したり，社会的トラブルを起こす危険性の高い対象者に対して，多職種チームにより，集中的に保健・医療・福祉にわたり包括的なケアを行うもの．海外におけるACTはすでにエビデンスが蓄積されており，精神障害者の地域生活を支える有力で効果的な実践プログラムであることが証明されている．

9 Place-then-train モデル

保護的な場で職業準備性を訓練してから就労させる「train—place」モデルに対して，就労してからそこで必要な訓練を行う考え方．

引用文献

1) 大橋秀行，山根 寛：SST（生活技能訓練）と作業療法．作業療法 15：4-8, 1996
2) 安西信雄：生活技能訓練（Social Skills Training）の特集へのコメント—いくつかの疑問にお答えして．OTジャーナル 25：348-349, 1991
3) 岸本徹彦：作業療法とSSTの相補的利用．作業療法士のためのSST研修会配布資料．平成14年度文部科学省委託事業，2002
4) 野中 猛：図説精神障害リハビリテーション．中央法規出版，p87, 2003
5) 岸本徹彦：作業療法とSSTの相補的利用における現状と課題．作業療法 20（Suppl 1）：63, 2001
6) Wallace CJ, Nelson CJ, Liberman RP, et al：A Review and Critique of Social Skills Training with Schizophrenic Patients. Schizophr Bull 6：42-63, 1980
7) リバーマンRP，他（著），池淵恵美（監訳）：精神障害者の生活技能訓練ガイドブック．医学書院，p150, 1992
8) 池淵恵美：精神分裂病のリハビリテーションと認知行動療法．こころの科学 99：48-53, 2001
9) 渡邊 修，大橋正洋，橋本圭司：認知障害．総合リハ 29：909-916, 2001
10) ベラックAS，他（著），熊谷直樹，他（訳）：わかりやすいSSTステップガイド，上巻—基礎技法編．星和書店，pp33-36, 2005
11) Mueser KT：Social Skills Training for Schizophrenia. ワークショップ資料，世界行動療法認知療法会議，2004
12) 上原 央，床 佳子，岸本徹彦：SST導入が作業療法士にもたらしたもの．平成18年度兵庫県作業療法士会機関紙，pp50-51, 2006
13) 野中 猛：図説精神障害リハビリテーション，中央法規出版，pp32-33, 2003
14) 岸本徹彦：作業療法学会とSST—16年の歩み．日本作業療法学会ナイトセミナー，2003
15) 池淵恵美：知識・専門技能・治療（援助）態度・倫理の伝達．精神科臨床サービス 5：11-16, 2005
16) 野中 猛，蜂矢英彦，岡上和雄（監），安西信雄，他（編）：精神障害リハビリテーション学．金剛出版，pp78-79, 2000

参考文献

1) 岸本徹彦：Social Skills Training（SST）に関する作業療法士の研究の動向—日本作業療法学会誌にみる 10 年．作業療法 **17**：385-394，1998
2) 山根　寛：SST と作業療法．精神障害と作業療法，三輪書店，2003
3) 野中　猛：精神障害リハビリテーション論—リカバリーへの道．岩崎学術出版社，2006
4) 西園昌久．蜂矢英彦，岡上和雄（監），安西信夫，他（編）：精神障害リハビリテーションにおける包括的視点．精神障害リハビリテーション学，金剛出版，2000

第5章

医療・保健・福祉・司法領域における
SSTの実際

第5章　医療・保健・福祉・司法領域におけるSSTの実際

―学習の目標―
- 医療・保健・福祉・司法各領域におけるSSTを用いた作業療法の実際の展開について理解する
- 入院，地域支援，家族支援，司法といったそれぞれ異なる臨床現場におけるSSTプログラムについて知る
- それぞれ異なる臨床現場における具体的なケースを通して，どのようにSSTを進めていくのかを理解する
- 実際の臨床現場で，どのように作業療法とSSTを相補的に展開しているのかを理解する

1　入院における作業療法とSSTの実際

1．北海道立緑ヶ丘病院における作業療法の実際

　北海道立緑ヶ丘病院（以下，当院）は，運用病床216床の公的な精神科単科病院である。今回は，2000年度からの作業療法の経過について報告する。当院には作業療法士2名が配置されている。2006年度の精神科作業療法件数は5,716件（入院5,241件・外来475件）で1日平均は23.3件だった。また，2006年度の平均在院日数は154.7日であった。精神科作業療法の社会保険診療報酬の内容が，2006年度に一部改定されたが，2001年度から2005年度までの5年間の平均的な精神科作業療法実施件数は4,650件だった。精神科作業療法実施件数の9割以上は入院患者である。精神科作業療法実施件数には含まないが，必要に応じて関節拘縮の予防，改善や歩行訓練などの身体的リハビリテーションを実施している。当院における精神科作業療法の指示箋や記録，計画書は，診療録に一元化されている。カンファレンスや作業療法評価は，入院患者が4カ月に1回，外来患者は参加頻度にもよるが6カ月に1回実施している。

　2007年度の週間および年間作業療法プログラムは，**表1**，**表2**（一部変更）のとおりである。週間および年間作業療法プログラムは，年度当初に外来や各病棟などに掲示している。当院の作業療法は，対象者の身体と精神および環境

表1　当院における週間の作業療法プログラムの紹介
作業療法の紹介

作業療法とは（定義）　社団法人日本作業療法士協会より
「身体又は精神に障害のある者，またはそれが予測される者に対し，その主体的な活動の獲得を図るため，諸機能の回復，維持及び開発を促す作業活動を用いて治療・指導・援助を行うこと（平成2年6月）」

作業療法週間プログラム
　＊作業療法士は2名です．活動により開始時間が違いますのでご確認ください．
（平成19年4月現在）

	月	火	水	木	金
午前	1．急性期病棟ピアカンセリング第4月曜日 2．個別作業療法	1．個別作業療法 2．みんなで退院会（開放病棟 第1火曜） 3．ピアカウンセリング（開放病棟 第2火曜）	1．何か作ろうサークル（陶芸・革細工・水彩画・木工・七宝焼・木彫 など）	1．喫茶アイランド 2．開放病棟体育館レクリエーション（第1・2・4・5木曜） ヒアリング・ヴォイシズ（第3木曜）	1．急性期病棟体育館レクリエーション
午後	1．開放病棟体育館レクリエーション 2．急性期病棟SST（第1・3月曜） 3．閉鎖病棟集団作業療法（第2・4月曜）	1．みんなで語ろう会（開放病棟 第1・3火曜） 2．個別作業療法	1．急性期病棟集団作業療法（第2・4水曜） （各種会議）	1．認知症病棟集団作業療法	1．個別作業療法 2．開放病棟体育館レクリエーション（不定期）

＊作業療法の活動に参加するには主治医の許可が必要になります．はじめに主治医と相談してください．
＊作業療法の活動に参加すると精神科作業療法として医療費が若干加算されます．
＊作業療法士は病院全体のレクリエーション（別紙ファイトクラブ参照）をコーディネートしています．
＊精神障がい者の社会資源に関する説明会，児童のSST，感覚統合療法を不定期で実施しています．
＊個別作業療法の実施は週によって変更します．
＊作業療法のプログラムは変更することがあります．
ご不明な点がございましたら作業療法士にお尋ね下さい．

表2 当院における年間の作業療法プログラム

ファイトクラブ （病院全体を視野に入れながらレクリエーションの企画運営をする委員会の愛称です） お知らせ ＊年間行事予定（参加するには主治医の許可が必要です） ・4月 ・5月　春のミニ運動会（仮称）　体育館 ・6月　バスレクリエーション（未定） ・7月　ファイト祭り（仮称）　体育館 ・8月 ・9月　ファイト一発（身体体力測定）　体育館 ・10月　施設見学（未定） ・11月 ・12月　忘年会（仮称）　体育館 ・1月 ・2月　映画鑑賞　体育館 ・3月 　ファイトクラブは，医長を委員長に作業療法科2名と4つの病棟の委員により構成されています（合計7名）。 　皆さんのご意見，ご希望を病院全体のレクリエーションに反映させたいと考えています．各病棟の委員や作業療法科までお知らせ下さい． <div align="right">（平成19年4月現在）</div>

に対して行われているが，その特徴は，①対象年齢が幼児から高齢者と幅広く疾患も多岐にわたる，②閉鎖病棟内でレクリエーション活動や社会資源説明会，SST，ピアカウンセリングを実践している，③地域の施設（当事者団体，ボランティア団体，精神科デイケア施設，多機能型日中サービス事業所，介護老人保健施設，特別養護老人ホーム，地域活動支援センター，精神障害に理解のある下宿の管理人など）に勤務している職員ならびに利用者を講師に活動を展開している，④チーム医療を基本にSST（開始は1991年度からで継続中）や回想法（☞ Key words）（1995年度から2003年度途中まで小グループで実施，現在は病棟内で行うレクリエーションの中で導入），ヒアリング・ヴォイシズ

(☞ **Key words**)（2002年度から小グループで導入し継続中），ピアカウンセリング（2002年度から大グループで導入し小グループで継続中），みんなで退院会（2005年度から障害者自立支援法やケアマネジメント（☞ **Key words**）などの学習会の場，安心して退院できるよう不安や疑問などについて話し合う場として大グループで導入し継続中），みんなで語ろう会（2006年度から退院促進に向け大グループで導入し継続中）と比較的早期から新たな取り組みを実践している点にある。

　作業療法は，ケアマネジメントやエンパワーメント，ストレングス，リカバリー，ICF（International Classification of Functioning, Disability and Health：国際生活機能分類）などの概念を基本にプログラムを考え実践している。ケアマネジメントの過程においては，利用者がケア会議に参加することや利用者主体の計画づくりが求められている。精神科病院で勤務する作業療法士は，入院早期から対象者と関わり，共通理解，共通認識のもとで，作業療法の効果や限界を明確にしながら，作業療法のアドヒアランスの向上に向けた関わりが求められている。また，作業療法に対する満足度という視点も重要となる。野田[1]は，精神障害リハビリテーションに20余年関わった経験から，「精神障害リハビリテーションにはコンセンサスはあるのか」，「精神障害リハビリテーションの有効さとは」，「当事者本位という概念の実態は何なのか」という3つの疑問を投げかけている。ここ数年における筆者の考え方や実践を振り返る良い機会となった。

　さて，筆者のSST実践は，1988年精神科デイケア施設で担当ケースに対し個別SSTを実施したのが最初だった。電話の対応が苦手だった20代の男性メンバーに対し，内線電話を利用して練習したことを記憶している。SSTグループへの関わりは，同じく精神科デイケア施設に勤務していた1990年度からである。所長（医師）と臨床心理士，PSW（1997年精神保健福祉法制定により精神保健福祉士が誕生する），筆者の4名で開始された。

2．SSTグループの特徴

　当院のSSTは，1991年度からグループで開始された。筆者は，1994年度

に当院に移動となりSSTに関与することになった。1995年度からは中心的な立場でSSTを実施運営している。筆者は，外来や全病棟からの希望者を対象とする中央方式のSSTや病棟SST，大集団SST，個別SST，家族SSTを当院で実践してきた。2007年度からは，個別SSTや家族SST，急性期や開放病棟でのSSTグループを必要に応じて実践している。外来患者の中には，主治医にSSTを希望する方も出てきている。

今回は，1995年度から2000年度までの統合失調症を中心とした中央方式のSSTグループについて報告する。グループの治療構造は，年度により異なる点もあるが，参加メンバーは5～10名程度である。当初の職員体制は，医師1名と3つの開放病棟の看護師各2名，筆者の計8名だった。主治医からSST指示箋が提出されると，本人に自己評価表（☞ **Key words**）を記入していただいた。目標は，SST指示箋などを参考に，事前にあるいはセッション中に本人と話し合い短期（1～2カ月）および長期（5カ月）目標を決めた。5カ月間を1クールとした学期制で，週1回1時間とした。各クールの間には，1カ月の評価期間を設定し，担当職員全員で評価をして次回のクールに望んだ。1回のセッションには，筆者と看護師2名が参加した。筆者は毎回，看護師はローテーションをしながらの参加だった。セッションの前後には，担当職員でプレおよびアフターミーティングを行った。当初は，筆者がおもにリーダーをしたが，徐々に看護師もリーダーをするようになった。看護師は，1～2年で交代することが多く，少しでもスムーズに馴染めるよう，課題集やウォーミングアップ集，課題の一覧表，共通課題（☞ **Key words**），場面カード（☞ **Key words**）などを作成した。また，SSTの適切な浸透と啓発を目指し，SSTの説明やメンバー募集のポスターを外来や各病棟などに掲示した。さらに，参加メンバーの協力のもと，SST担当以外の職員や他施設職員，学生などの参加を積極的に行い，全体記録を各セクションに毎回配布したり，院内の診療会議で状況を報告した。その他，SSTの研修会を，近隣の精神科病院などと協力して開始した。

3. ケースの紹介

　Aさんは50代の男性である。診断名は統合失調症で発病は中学生のときである。学歴は中学校卒業で，短期間であるが仕事に就いた経験があった。入院前は，母親と二人暮らしで保健所社会復帰学級（現在は終了）や小規模共同作業所（現在地域活動支援センター）へ通っていた。精神科の入院歴は5回以上で，今回の入院は5年以上となっていた。SSTの他に，作業療法として病棟レクリエーション（体育館での軽運動など）や手工芸の活動（陶芸・革細工・木工など）に参加していた。SST指示箋には，「生活の中で新たな取り組みとなりますので，緊張刺激などから病状の揺れが予測されます」，「早口，言語不明瞭，自分の言いたいことのみ言い，他者のことを聞き入れないという傾向が大です。対人接触を本人は望んでいますが，上記の理由からも対人関係がうまく結べないでいます。被害感，怒りっぽさ，余裕のなさに要注意」との記載があった。

　このことから，筆者は，長期目標として病状が多少揺れながらも継続参加することが自信へとつながると考えた。「継続参加する」という長期目標を疑問に思う方もいるかもしれないが，私たちは，自己管理しながら社会の中で日々同じ時間帯に同じ場所に行って一定時間を過ごしている。継続参加は，社会参加の一歩として非常に大切であると考えている。短期目標としては，人の話を上手に聞く，ゆっくりとはっきり話すなどを考えた。

4. SSTの実際

　自己評価表は，大部分の項目で「できる」に○印を付けており自己評価の高さを感じた。普段の会話は，言葉が聞き取れないことが多く，ときにはびっくりするくらい大きな声を出すことがあった。短期目標（ゆっくりはっきりと話す），長期目標（SSTに継続参加する）は，Aさんと関係が良好な同じ病棟のSST担当看護師と面接を行い決めた。短期目標には，自分の思いや考えを相手にきちんと伝え，良好な人間関係を築きたいというAさん自身の思いが反映されていた。短期および長期目標は模造紙に記入し，セッション中に掲示した。

継続参加したことがわかるよう，長期目標の記載されている模造紙には，参加した証に参加者にシールを貼ってもらった。最後は，参加者一人ひとりに一言添えて賞状を手渡した。

　基本訓練モデルが中心のセッションだが，Aさんに対しては受信技能の向上を目指し，あらかじめ他の人の話を聞くよう促し，話が終わった時点で復唱していただく，セッション終了前に今日の練習課題をこの場で説明するなどの注意の焦点づけの関わりも行った。はじめは見学席での参加だったが，自ら参加し話が止まらない傾向があった。練習内容，宿題は，Aさんが所属する病棟の料理づくりと販売を行っていた小集団活動とを連動させた。宿題の内容は，「声の大きさに注意して，『○○いりませんか，1つ50円です』と宣伝する」，「看護師に料理の進み具合をゆっくりとはっきり聞く」，「『(小集団の活動中)何か手伝うことありませんか』と看護師にゆっくりとはっきり聞く」などだった。宿題は，小集団活動中に実践することが多く，病棟SST担当職員が付き添うように設定した。参加状況は，日によって落ち着かないなど安定しなかった。学生などの参加が多く，そのたびに自己紹介を行った。自己紹介は，徐々にゆっくりとはっきり話すようになった。ある日のセッションで，「大きな声で話すと看護師が『怒っている』と言う，俺は怒ってないのに……」と話し出し，「ナースステーションにいる看護師に，自分の気持ち(看護師に聞こえるように大きな声で言っている)を伝える」練習を行い，宿題へと展開したこともあった。

　終了後，一人ひとりにアンケート形式で感想などを用紙に記入してもらった。そこには，「(SSTは)楽しかった，勉強になった」，「(目標や宿題は)ちょうどよかった」，「(モデリングは)もっとあったほうがよい」，「(ロールプレイは)緊張しなかった」，「(ポジティブフィードバックは)やさしかった」，「(宿題報告カードは)宿題を実行するときに参考になる」，「(目標は)あったほうがいい」などとさまざまな回答がよせられていた。自由欄には「楽しかった，やさしかった」との記載もあった。REHAB（日本語版）（☞ **Key words**）による評価では，全般的行動の合計が，SSTの前後で92点から52点と，5つの因子すべてで改善していた。

　Aさんの短期目標は，自己紹介などSST場面での改善傾向は観察されたも

のの，般化するまでには至らなかった。しかし，病棟生活の中では，突然話し始める傾向が軽減し，一声かけて話すことが観察されるようになった。長期目標に関しては，病状不安定な時期もあったが，継続参加し目標を達成できた。Aさんにとっては自信につながったものと思われる。また，宿題をスムーズに行うなど，病棟との連携がスムーズだった。さらに，Aさんが自分の思いを表現したことで，病棟職員がAさんの行動の背景を考えるなどAさんに対する見方が変化した。

　今回の場合は，Aさんがより安心できる環境の設定を考慮し，慣れ親しんでいる病棟との連動を重視したが，作業療法場面を通しての促しや般化，ポジティブフィードバックも必要に応じて行っていた。また，インフォーマルな場面，たとえばAさんが作業療法室に来たときに，「ノックをする」，「一声かける」，「ゆっくりとはっきり話す」などの促しとロールプレイも行った。

　筆者は，作業療法士としてSST（個別・グループ）に関わる場合に，「SSTよりも作業療法を通したコミュニケーションの練習がよいかもしれない」という視点を大切にしている。そして，その必要性が認識された場合は，その根拠をチームで共有できるよう提示することが大切である。主治医から個別SSTの指示が出され，実施した外来患者がいる。この方は動きが止まってしまうなど対人緊張が強く，3回目からは筆者の提案で個別SSTから七宝焼きに切り替えた。患者は，七宝焼きという作業に集中することで話さなくてもいいという安心感から，作業やBGMを通したコミュニケーションが可能となり，徐々に自然で具体的な会話ができるようになった。SSTセッションではなく，作業や場を利用したことで逆に患者の表情の堅さが軽減し，声が出始めて筆者のほうに向いて話ができるようになったのである。

　SSTに限ったことではないが，本人や家族，他部門，地域と連携を図りながら，いろいろな場面における事柄を連動させ，目標を達成させることは言うまでもない。

　筆者は，精神科病院における作業療法の副作用の1つに「過度の依存」を重視している。過度の依存を予防するためにも，作業療法士はさまざまな引き出し（SSTや回想法，感覚統合療法，ケアマネジメント，認知行動療法，ピアカ

ウンセリングなど)をもって対象者と関わることが重要と考える.このような関わりは,対象者の満足度を向上させ,作業療法の効果や限界がより明確になる一方法であると考える.

筆者は,「みんなで退院会」や「みんなで語ろう会」の作業療法プログラムの中で WRAP (Wellness Recovery Action Plan:元気回復行動プラン)を紹介したり部分的に導入している.今後もさまざまなことに挑戦し,新たな角度からさらなる作業療法の探求をしていきたい.

引用文献
1) 野田文隆:精神障害リハビリテーションにコンセンサスはあるのか? 精神科治療学 21:3-9, 2006

参考文献
1) 佐藤真吾:北海道立緑ヶ丘病院における SST の実践―継続していることの意味と要因を考える.第 5 回 SST 学術集会抄録集,p22, 2000
2) 佐藤真吾:開放病棟入院患者を対象にしたオープンな病棟 SST の試み―1 年の経過と病棟 SST の長所を考える.第 7 回 SST 学術集会抄録集,p23, 2002
3) 佐藤真吾:精神障害慢性期における作業療法の効果.OT ジャーナル 35:211-214, 2001
4) 佐藤真吾:SST は臨床現場に浸透していくか.SST ニューズレター 12:13-16, 2000

2 地域生活支援における作業療法と SST の実際

1. 外来における SST

北海道立緑ヶ丘病院(以下,当院)の外来診療体制は,一般外来,専門外来,夜間外来,生活支援外来の 4 つに分類される.SST は,生活支援外来に含まれ,筆者は,個別 SST と SST グループを実践している.

今回は,2004 年度から当院で実践している母親同席による児童への SST (通称ポケットモンスターといい,以下ポケモン)の実践を報告する.ポケモンは,子どもたちが大好きなアニメの題名である.職員体制は,医師,看護師,臨床心理士,筆者の 4 名で,セッションは医師を除く 3 名が行った.医師との情報交換は,おもに看護師が行った.また,定例会議を行いチームの意思統一を図った.

ポケモンは，医師から紹介のあった2名の児童とその母親を対象にした。参加に当たっては，筆者から母親にSSTの説明をして同意を得た。また，親から練習内容についてのアンケートを行った。小学校やことばの教室との連携は，今回のSSTが試行的に行うことと「まだオープンにしたくない」，「他人に知られたくない」という母親の思いがあり，行わなかった。

ポケモンの目的は，①児童のコミュニケーション技能の向上，②母親への心理社会的介入とした。児童のコミュニケーション技能の向上では，非言語的コミュニケーション（相手のほうを向いて話す，相手との物理的距離を考え話すなど）の向上に重点を置いた。1回の時間は45分ほどで，前後に職員によるミーティングを行った。開始時間は，学校があるので午後4時頃とした。期間は2004年9月～2005年3月で計10回行った。形式は，通常のSST同様，ホワイトボードを準備して，椅子に座り，輪になった。当初は，輪の中に何も置かなかった。

ポケモンが終了すると，子どもたちが大好きで，この会の名称でもあるアニメのシールを出席表に貼ることにした。アニメのシールは，子どもたちの参加意欲を高めるために導入したが，子どもたち同士の距離が近くなり，コミュニケーションの道具としても役立った。日常的な母親へのサポートは看護師が担当した。その他，看護師，臨床心理士，筆者の3名で，開始前，開始中，終了後と母親に面接を3回行った。開始前の面接は個別に行ったが，開始中，終了後は同意を得て一緒に行った。面接の目的は，①情報交換および母親の不安の軽減，②母親への心理社会的介入とした。

児童2人は，別々の学校に通う小学4年生の男の子で，診断名は注意欠陥多動性障害とアスペルガー症候群である。2人とも構音障害は認めず，言葉は明瞭で明るく元気な印象だった。なお，SST開始前から，筆者が2人に対してそれぞれ個別作業療法を展開していた。参加者の1人であるA君は，普通学級に在籍し，ことばの教室に通級している。対人面では，慎重な面があり，集団よりは1人で遊ぶほうを好む傾向があった。また，相手の顔と接触しそうなくらいに顔を近づける，あいまいな表現が理解できない，こだわりが強い，興味関心が狭いなどの特徴があった。親が希望する練習内容は，「すべてを指導してほ

しい」,「場にあった言動」だった。ポケモンの開始前には,疾患の特徴でもあるこだわりや注意の転導性に配慮して,部屋の点検と片づけを行い環境調整した。

　成人の統合失調症の長期入院患者を対象にしたセッションとは違い,言葉の意味を正確に伝えて,文字を正確に記述し,ビデオの導入などにより視覚的情報の入力に心がけた。また,リーダーとして,子どもたちのペースに巻き込まれないよう,ときには無視する,時間が来たら次に進むという点に注意した。さらに,場面設定（親子隣同士に座るか離れて座るか,テーブル設置や輪になることなど）は既存の形式にこだわらないで流動的に考えた。

　1回目は,この会の目的の確認を行った。この会は「コミュニケーションを練習するところ」と伝え,「コミュニケーションとは何だろう」ということを全員で考えた。2回目は,「挨拶の練習」を行った。子どもたちは,セッション中ウロウロすることが目立っていたので,3回目からは,輪の中にテーブルを設置した。A君は,「表情や状況などから相手の気持ちをくみ取る練習」を行った。4回目からは,ゲームなどのウォーミングアップを本格的に導入した。当初からゲームの導入は考えていたが,ゲームからセッションへ展開がスムーズにできるか不安もあり,導入を躊躇していた。しかし,集団の緊張軽減のために本格的に導入した。A君は,「登校途中に友達に会い挨拶する」という練習を行った。5,6回目は,「教室で友達数名の輪の中に入れてもらう」という練習を行った。7回目は,A君が「親切に関して……,本当の親切って……」など話し出し,①親切にはどんな親切があるか,②親切にはどんな言い方があるか,③その言葉を言うタイミングは,という順に全員で話し合い,練習をした。8回目からは,ロールプレイ場面をビデオカメラで撮影し,その場でフィードバックするようにした。練習は,「（この部屋に入室し）先に来ている人に『こんにちは』と挨拶する」だった。9回目は,A君の母親の希望だった,「友達が家へ遊びに来たのを上手に断る」という練習を行った。10回目は,「感謝の気持ちを伝える」という練習で進めた。A君の感想は,「毎回来るのが楽しかった,もっと続けてほしい」だった。ゲームを導入してから,自らゲームの内容を考えてくるようになった。あらかじめ考えてくる背景には,とっさの事態に

対応するのが苦手ということも考えられるが，結果的に「ゲームの内容を他の人に説明する」という課題にも取り組むことができた．母親の感想は，「一緒に参加するのが恐い感じもあったが，参加してやっぱりできないかなと思うこともあったけど，意外にできることもあることがわかった．他ではわからない部分がわかった」，「一緒に参加することでいろいろな面がみられた」と話していた．母親の変化としては，気兼ねなく多職種の専門家と話しをできたことで，表情に余裕が生まれ安心できたこと，子どもたちの小さな行動の変化を評価できるようになった点だった．A君は，新たなメンバーと一緒に練習を継続し2年が経過した．母親やメンバーが積極的にA君のロールプレイの相手役やポジティブフィードバックをするようになっていた．2年目の感想では，A君は「コミュニケーションの練習をしてうまくなっている．この会には1回目から参加している．これからも続けたい」と話していた．

　試行錯誤の連続だが，筆者は，コミュニケーションの練習をして上手になっていると言語化できるA君を通し，広汎性発達障害児童などに対するSSTの必要性を実感した．

　2007年11月からは，小学2年生から小学4年生までの外来児童5名（全員男の子で5名中2名は兄弟）とその親（4名で主に母親）を対象にしたグループ活動（通称ドラゴンボールZ，以下ドラゴンボールZ）を月2回当院体育館で実施している．診断名はすべて広汎性発達障害である．ドラゴンボールZは，作業療法士2名が対応し，SSTや感覚統合療法，対人関係発達指導法（Relationship Development Intervention：RDI）の3つの療法の考え方や関わり方を試行錯誤しながら進めている．

参考文献
1) 安西信男：精神科臨床サービスにおける心理社会的介入の理念と方法．精神科臨床サービス **3**：6-10，2003
2) 大隅紘子，免田　賢，伊藤啓介：親訓練と認知―行動療法の活用．精神療法 **30**：65-71，2004
3) 小林正幸，相川　充（編著）：ソーシャルスキル教育で子どもが変わる（國分康孝監修）．図書文化，1999

2. 病院デイケアにおける SST

1) 精神科デイケアの現状と今後の方向性―精神科デイケアにおける SST

　病院デイケアにおける SST の実際について触れる前に，病院デイケア，精神科デイケアの現状と今後の方向性の概要と SST の関係についてまとめておきたい。

　2004 年の厚生労働省調査によるとデイケア施設数は 912 カ所となっているが，旧ぜんかれんの調査によると精神科デイケアにおける SST，心理教育の実施率は 5 割に満たない状況にあった。精神科作業療法ほどではないが，デイケアでも SST が広く普及しているとはいえないだろう。

　その背景として，1974 年に精神科デイケアが診療報酬化されて以降，デイケア治療ガイドラインづくりが行われなかったために，各精神科デイケア施設がどの地域に存在するのか（都市部か地方都市か，地域社会資源数など），付設する医療機関の背景（精神科病院か診療所かなど），設立当初の設計・コンセプト，設立後の経過年数などの違いにより，それぞれが独自の展開をしてきたことが大きいと考えられる。

　それでは，今後の精神科デイケアの方向性についてはどのような展開が考えられるのであろうか。

　近年では，精神科デイケア利用者の疾患の多様化や回復段階の複層化が進み，精神科デイケアのあり方がより多彩になってきている。さまざまな疾患，メンタルヘルスの問題を抱えている人が利用可能な選択肢の 1 つとして，今後とも多種多様なデイケアは必要であろう。

　その一方で，地域の福祉領域のデイサービスとの差別化，精神科デイケアの機能分化，治療効果など，医療領域のデイケアの治療・プログラムの内容，質に関して議論されることも多くなっている。2004 年の厚生労働省の「精神保健医療福祉の改革ビジョン」では「医療デイケアにおいては……(中略)……医療の必要性の高い重度者等に段階的に重点化を図る」とされている。入院治療中心から地域ケアにシフトする国全体の方向性にあって，精神科デイケアは地域ケアの医療の中核施設として，救急・急性期病棟（病院）と切れ目なく連動

し，地域のさまざまな社会資源と密接な連携をしながら包括的なリハビリテーションを行う役割が強く求められている。

その中には，治療・リハビリテーションの質を担保するためにも，治療効果のエビデンスが認められたSSTをはじめとして，さまざまな心理社会治療プログラムが提供される必要があるだろう。

そうしたプログラムを取り入れた実践が国内でも報告されているが，ここでは筆者の実践を例に，デイケアプログラムへのSSTをはじめとする心理社会治療の導入から，急性期入院治療に対応した包括的リハビリテーションへの展開について報告し，精神科デイケアにおけるSST活用の実際を紹介したい。

2）SSTを中心とした心理社会治療の導入

山梨県立北病院の精神科デイケア（以下，デイケア）は，1990年の病院の全面改築工事と併せて大規模50人定員で開設された。全国的にみると後発であったが，開設に向けた準備期，試行期間とまさに同時期に，SSTや米国のデイケア（day treatment, partial hospitalization）の情報などが堰を切って紹介されており，新たなデイケアプログラムを模索する好時期に恵まれたといえる。

また，フランス留学から帰国したばかりの当時のデイケア担当医が，見聞してきた地域ケア中心のリハビリテーションを具現化するために，デイケアのコンセプトを次のように提唱した。薬物療法と心理社会治療を治療・リハビリテーションの両輪と捉えて，主治医とデイケアスタッフとの連携を綿密に行う。心理社会治療に関しては，家族への心理教育とSSTを必須の治療プログラムとして新たに導入する。こうした取り組みにより，再発予防効果を高めたリハビリテーションを行う。

このように，SSTは開設当初から，他のスポーツ，作業活動等とまったく同じようにデイケアの当たり前のプログラムとして行われてきた。そして，デイケア開設後の10年間は，SST活用法が基本訓練モデルを中心にした取り組み，就労支援プログラムへの活用，メンバーに対する心理教育との併用という形で発展してきた。

（1）SST基本訓練モデル

SST導入当初は，基本訓練モデルを中心に展開した。デイケアでの活動その

ものに慣れるために，グループ活動の中で他のメンバーとどのように接したらよいかを知りたいといった課題から始まり，実際の自分の生活の中で起こるさまざまな対人場面の課題への取り組みや，主治医を初めとする医療スタッフや援助者との相談をスムーズに行うにはどうしたらよいかなど，日常生活から治療・リハビリテーションまでの幅広い社会機能の向上を目指した課題への取り組みが現在まで行われてきている。

(2) SSTを活用した就労支援

そうしたベーシックなSSTの活用に加えて，就労支援に関する取り組みが加わっていった。開設から時間が経過するにつれて，参加者の背景やニーズが多様化していき，次のような3群で構成されていることを念頭にプログラムを実施することが求められるようになった。

平均年齢が20歳代で罹病期間が短く，デイケアに参加し比較的短期間で病状が安定し，就労をはじめとしてデイケアの次の段階に移行する「ステップアップ群」，平均年齢が30歳代後半で罹病期間が10年を超えて病状が不安定であり，デイケアがない時代であれば閉鎖病棟に長期入院していると考えられる「病状不安定群」，平均年齢が40歳代後半で病状は比較的安定していながら長期入院を続けていたが，デイケア開設を契機に退院してデイケアに参加する「長期安定群」の3群である。

特にグループ別の構成を取ることなく，全体を1ユニットで運営し，SSTへの参加に関しても特に基準を設けたりグループ別にすることなく，その時々によりさまざまなメンバーが参加をしていた。

ただその中で，ステップアップ群に対しては，通常のデイケアプログラムや基本訓練モデルのSSTだけでなく，SSTを取り入れた職業前訓練としての喫茶活動，職業ゼミナール，体力づくりを主体にした運動プログラムをセットメニューにした「ステップアッププログラム」を考案し，独立した小グループ活動として実施した。

この取り組みにより，同時期に精神障害領域へと対象を広げつつあった障害者職業センターとの連携をすることで成果を上げることができた。デイケアの重要なゴールの1つとして就労も挙げられるが，その就労支援に関してもSST

が重要な役割を果たすことが確認できた。

(3) SSTと心理教育の統合

SSTだけでなく，デイケア開設当初から家族に対する心理教育は実施してきていたが，メンバー本人に対する心理教育は実施していなかった。当時はまだ主治医による告知やインフォームド・コンセントにばらつきがあることや，メンバー本人が疾患，治療に関する情報について知ることが病状に影響を与えるのではないか等とスタッフ側が一方的に懸念していたことがその背景にあった。

それに対して，心理教育に参加し効果を実感した家族からは，ぜひ本人たちも心理教育をデイケアで受けさせてほしいとの要望が増加し，メンバー特にSST基本訓練モデルや「ステップアッププログラム」の参加メンバーからも，自分たちも治療やリハビリテーションについて知りたいと，心理教育を希望する声が強くなってきた。

そこで，12セッション1クールで実施していたSST基本訓練モデルグループの初めに行っていた，SSTのオリエンテーションを拡大する形で基礎的な心理教育プログラムを実施した。参加メンバーからは，非常に良かった，もっと早く聞いておきたかった等，肯定的な評価のみが聞かれた。こうした結果をもとにデイケア参加者全員への心理教育が行われるようになっていった。

SSTへの参加が，他の心理社会治療へのメンバーの関心やニーズを高め，新たな心理社会治療プログラムを導入する場をSSTが提供するという形で，デイケア全体のプログラムが発展していったことになる。SSTは，メンバー個々の社会機能向上等の効果だけでなく，その導入が精神科デイケアにおいて他の心理社会治療の展開を促進するスイッチのような役割も果たすのではないだろうか。

3) 急性期入院治療への対応を強化したデイケア

SSTを導入し，それを基本的な枠組みとして発展してきたデイケアであるが，それをさらに促進する動きが2000年以降に起こってきた。

それは，入院治療中心から地域ケアへとシフトしようとするこれからの時代に対応した精神科病院のあり方を先取りする形で考えられた「病院機能強化プラン」に基づいた入院，外来全体の機能の大幅な見直しにより進められた。入

院部門では開放病棟2棟，閉鎖病棟3棟で構成されていた入院病棟のうち，開放病棟を1つ閉鎖し，閉鎖病棟1つをスーパー救急病棟（精神科救急入院料病棟）に変更し，外来部門では訪問医療スタッフの増員，デイケアを50人規模から120人規模にまで段階的（50人→70人→100人→120人）に拡大するというものである。

しかし，デイケアに対しては規模の拡大ということ以上に，平均40日前後でスーパー救急病棟から退院した後の早期リハビリテーションを行うポスト・ホスピタルケア機能の提供が求められた。

4) デイケア2ユニット制への改編

まず，70人規模になった時点でデイケアを2つのユニットに分け，一日参加者約45名にスタッフ3名が対応するD1ユニットと，約25名の登録者にスタッフ2名が対応するD2ユニットとすることとした。D1ユニットでは，従来のデイケア運営を継続し幅広いニーズに対応することを目指した。

それに対してD2ユニットでは，医療的リハビリテーションを促進し，デイケアの回転率を向上させることを重要なポイントして位置づけ，社会生活への再参加，病院機能強化プランへの対応，急性期入院治療との連携を重視した。以前実施したステップアッププログラムでの知見を生かして，定員を25名以下の小規模にしたうえで，参加期間を1年以内，参加回数は週3日以上という条件にして，常に個別のケアプラン，リハビリテーションゴールを確認し，意識しながら進める枠組みを設定した。

それを実現するために，これまでのデイケアでのSSTに関するノウハウと，海外を中心とした効果研究でエビデンスが証明されている心理社会治療を新たに取り入れた包括的なリハビリテーションの実現を目指した。

5) D2プログラムの基本的な枠組みとしてのSST

基本的なプログラムとして，次の3つを大きな柱として考えた。

①必修プログラム：16のセッションで構成されるSST SILSモジュール「地域生活への再参加プログラム」を毎日実施することやSST基本訓練モデルを治療計画，ゴール設定の柱にすえ，常にデイケアの次のステップへの動機づけを行い，病状症状の安定化，再発の予防に関する情報とスキルを身につける。

②実地研修：SST モジュールでの社会資源，制度などの情報収集にとどまらず，ビデオ学習，実地見学などを多く取り入れてデイケアの次のステップに向けて社会資源，制度などを体験し，地域生活，地域ケアへの心理的なアクセッシビリティを高める。

③自主企画グループ活動：少人数クローズのグループの利点を生かして，メンバーの自発的で相互貢献が期待される取り組みを重視した自主企画グループ活動を取り入れ，自尊感情，自己効力感を高める。1日のスケジュールは，午前午後それぞれ 2〜3 枠のプログラムが学校のカリキュラムのように実施される形になっている。

①の「地域生活への再参加プログラム」がスケジュールの柱となり，D2 ユニットは 1 クール約 3 カ月で「オリエンテーション，リハビリテーション基礎講座→各種プログラム（必修プログラム，自主企画等）→終了テスト，個別面接（成果確認，次の段階のケアプラン作成），評価（精神障害者社会生活評価尺度 LASMI：Life Assessment Scale for the Mentally Ill，精神障害者の地域生活に対する自己効力感尺度 SECL：Self-efficacy for Community Life Scale，日本語版 Client Satisfaction Questionaire 8 項目版：CSQ-8J，抗精神病薬治療下主観的ウェルビーイング評価尺度短縮版の日本語版 SWNS-J：Subjective Well-being under Neuroleptic drug treatment, Japanese version）→デイケア終了あるいは D2 再チャレンジ」という流れが定着するようになった。

6）SST と補完しあう心理社会的治療プログラム―認知療法，認知リハビリテーション

この基本的なプログラムをベースにして，利用者からの要望やスタッフの提案をもとに，経過の中で追加された重要なプログラムとしては，認知療法，認知リハビリテーション（学習療法を活用），SST SILS 服薬自己管理モジュールがある。

認知療法は，統合失調症以外の感情障害，不安障害の患者の利用増加や統合失調症の幻覚妄想への対応の必要性から導入した。

認知リハビリテーションは，D2 ユニットの基本となる教育的プログラムを受けるために欠くことのできない注意集中，短期記憶などの認知機能低下の改

善が必要な利用者の割合が非常に多いため導入し，現在は毎朝の全員の必修プログラムとなっている。

SST SILS 服薬自己管理モジュールについては，主診断に加えて飲酒の問題を抱える利用者が徐々に増加するなど，アドヒアランスの問題への取り組みを強化する必要性が高まり，採用した。

D2 ユニットの現在の週間プログラムは表のとおりである（**表3**）。

7）D2 ユニットの転帰状況

2004～2006 年までの 3 年間の D2 ユニットの実施，転帰状況について報告する。

2006 年度末の時点で利用中の 25 名を含めて，107 名が D2 ユニットに登録され，復職を含む一般就労 24 名，通所授産施設，障害者職業センターなどの福祉的就労 28 名，デイケアを中断し自宅療養，外来受診のみへの移行 15 名，入院による中断 5 名，D1 ユニットへの移行 10 名の合計 82 名が終了した。2/3 がステップアップし，1/3 がドロップアウトという転帰状況である。

SST をはじめとする多様な心理社会治療を統合して提供することで，地域生活で必要とされる疾患自己管理技能，職業技能，社会生活技能などの社会機能の回復が図られ，加えて治療へのアドヒアランスや地域生活へ向けて自己効力感が高められ，このような転帰状況が実現できたと考えられる。

8）これからの精神科デイケアと心理社会的治療

D2 ユニットで実施してきたデイケアプログラムは，本書 3 章の統合失調症の心理社会治療のエビデンスに関する最新のメタ分析で報告されている，SST，家族・援助者に対する心理教育，陽性症状に対する認知療法，認知リハビリテーションの 4 つと共通していたことがわかった。特に SST の般化の課題に対して，実地，現場でのサポートと認知リハビリテーションの導入の必要性を指摘されていたが，まさにそれに対応したプログラム編成を実施していたことになる。

また，こうした内容は諸外国の作業療法士が，入院治療，地域ケアを問わず実施している包括的な作業療法，holistic な作業療法の内容とも一致している。作業療法士が精神科デイケアにおいて取り組むべきこととは，一般的な作業活

表3 D2ユニット週間予定表 (2007年3月version)

	月	火	水	木	金
9:15～9:30	ミーティング	ミーティング	ミーティング	ミーティング	ミーティング
9:30～10:00	ウォーミングアップ 認知リハ（学習療法）	ウォーミングアップ 認知リハ（学習療法）		ウォーミングアップ 認知リハ（学習療法）	ウォーミングアップ 認知リハ（学習療法）
10:00～11:00	自主企画 or ダイエットプログラム	SST	拡大自主企画プログラム	自主企画 or 服薬管理モジュール	心理教育
11:00～11:40	スポーツ or 正体不明の声（認知療法）	スポーツ or うつ・不安の認知療法		スポーツ or うつ・不安の認知療法	スポーツ or 正体不明の声（認知療法）
13:15～13:20	ミーティング	ミーティング	ミーティング	ミーティング	ミーティング
13:20～14:00	心理教育	自主企画	実地研修 in vivo practice	自主企画	自主企画
14:00～14:50	週明けミーティング	心理教育		心理教育	週末ミーティング
14:50～15:00	ミーティング	ミーティング	ミーティング	ミーティング	ミーティング

動（activity）中心のプログラムのみではなく，このように心理社会治療全般を効果的に活用したプログラム全体を開発し，発展させるプログラムマネジャーとしての役割にあると言える。

　SSTを精神科デイケアで実施することのメリットは，参加メンバーにとってはもちろんのこと，スタッフにとっても非常に大きいだろう。SSTを行うことで獲得した基礎知識，スキルが他の心理社会治療で生かされ導入が容易になり，SSTを実施する中で直面した課題を克服するために，新たな効果的な心理社会治療が導入されるようになる。こうした好循環がデイケアの発展を支えてきたと言えるだろう。

　SSTを導入するということは，単にSST基本訓練モデルというプログラムを1つ増やすということだけでなく，SSTという種子，苗がさまざまな花や樹木となりデイケア全体を生き生きと豊かな治療環境・構造に変えていくことにつながるのだと，今改めて感じている。

　こうしたSSTの効果は，決して急性期対応の精神科デイケアだけでなく，維持期のリハビリテーションにおいても，地域生活の福祉的デイサービスにおいても共通しているだろう。

　非常に多様で多彩な精神科デイケアの現状であるが，そこにSSTが広く導入されることで，参加者にとって，より有効な治療・リハビリテーションプログラムが開発され，発展していくことを強く期待したい。

参考文献
1) 辻　貴司，藤井康男，山本幾子：SST事始め．SSTニューズレター **9**：4-8，1991
2) 辻　貴司，宮田量治，藤井康男，他：デイケア喫茶活動にSSTを導入して．SSTニューズレター **4**：3-7，1992
3) 辻　貴司，宮田量治，今村満子，他：デイケア参加メンバーに対する治療教育プログラムの導入．病院・地域精神医学 **43**：37-39，2000
4) 辻　貴司：急性期入院治療と連携した精神科デイケア運営．安西信雄（編）：地域ケア時代の精神科デイケア実践ガイド．金剛出版，pp93-116，2006
5) 渡辺朋子：ブリティッシュ・コロンビア大学のデイケアを見学してプログラムから感じたこと．OTジャーナル **34**：81-84，2001

3. クリニックにおけるSST

1) 施設の紹介

　近隣の入院設備のある精神科病院において主に統合失調症を対象とした，さまざまなリハビリテーションを展開している中，当施設は長崎市内中心部に位置し，精神科クリニックでは県内唯一，大規模精神科デイケア（以下，デイケア）を有している。デイケアでは軽症の認知症の方を対象としていることが特徴である。しかし外来受診者の中には，社会的不適応から精神症状を引き起こしやすい，若い世代の人たちがちらほら見受けられる。彼らは自信をなくし，自宅に引きこもり続ける日々を送っていた。

　これまで引きこもりについては具体的な方策が確立しておらず，当クリニックではこのような人たちに対して，集団を利用した作業療法プログラムとSSTを用いたアプローチの併用を試みた。

　ここでは，現在，就労を目指している引きこもりの人たちの様子と援助について紹介する。これは斉藤による引きこもりの3つの治療段階「家族指導」，「個人治療」，「集団適応」における「個人治療」，「集団適応」の実践方法について，その援助のあり方についての紹介になる。

2) SSTグループの特徴

　(1) はじめの14カ月—集団に適応する

　週1回，1時間のグループセッションを開始した当初は，2～3人が流動的に参加していた。彼らは他者に興味を抱くどころか，自分の殻を守ることが精いっぱいで緊張の高い集団であった。自己紹介ができない，挨拶ができない彼らに，グループ内の対人交流を増やすこと，自分自身のことや他の人のことに興味や関心を向けることを当面の目標とした。「こんな自分，なんとかしたい」と思っているようであったが，何をどう変えたらよいのか，さっぱりわからず，困惑している様子がみてとれた。

　彼らの緊張が高すぎて，SSTを実施するに至らない状態がしばらく続いたが，外に出掛ける機会が少ない，ということが共通していたため，少人数であればできるかもしれないと，近くのお店に出掛けたり，人が多いアーケードを

散策したりと、これまで一人ではできなかったことをいくつか体験させた。また、自分ができるようになりたいこと、みんなはどうしているのか相談したいことを持ち寄って少しずつ話し合いができるようになった。1年たってメンバーが6人となり、お互いなじんできたところで、ようやくSSTの実施に至った。まずは、対人関係が生まれるウォーミングアップを採用して、ゲームを楽しみながら自然と緊張が解けるように工夫した。

(2) その後の1年—自分で目標を立てる

導入に14カ月を要した後、グループを精神科デイケアの1単位として位置づけ、週1回、6時間の活動に拡大した。デイケアの目標は、彼らが自らの目標を設定できることに焦点を当てた。参加のルールは「自分たちのために、自分たちがやりたいことを相談して決める」。遊びでも何でもいいからやってみたいことをみんなでやってみようと促すが、はじめは意見が出ない。何が楽しいのか、何が役に立つのか、考えることすら援助が必要であった。まずは「遊ぶ」体験を通して他者と交流する機会をつくろうと考えた。「遊ぶ」プログラムを立てるうえで、相談をする・意見を言う・折り合う・共感するなど、さまざまな対人技能を用いる機会を提供した。

(3) グループ解散—それぞれの道

1年間遊び尽くした後は、物足りなさが沸き起こったのか、プログラムが思いつかない、目標が見つからないマンネリした状態を持て余すようになった。「どういう自分を目指したいか」、「そのために必要なことはなんだろう」と、彼らに投げかけてみた。しかし、彼らは自らの目標を明確にすることはできなかった。

保護的で支持的な場の提供だけでは、中途半端な援助に終わってしまう、援助者側には、そんな疑問や不全感が起こってきた。1年あまり、彼らは自分たちが望む、人並みの社会生活に近づくことができているのだろうか、プログラムのネタが尽きたと言う彼らに「治療」、「援助」として、デイケアはその役割をどれくらい果たすことができているのだろうか、そんな援助者側の率直な感想をぶつけてみた。マンネリと感じるデイケアに何を期待しているのか、デイケアをどう利用したいのか明確になるまで、デイケアは閉鎖することを伝えた。

2年以上の活動を経て,自分たちに必要なことは「対人技能を磨くことと,社会に出る準備」であると,ようやく明確に口にした。活動のプログラムは明確にして,SSTで集中的に対人技能の向上を目指した。そして,具体的な就職活動を始めることになった。

3) SSTの実際

ここではグループの立ち上げ時期（はじめの14カ月）に活用したウォーミングアップやSSTの導入時期に行ったセッションの様子を紹介する。

(1) 対人関係の生まれるウォーミングアップ

a) グループの緊張をほぐす

じゃんけん金持ち：お手玉やビー玉をお金に見立ててじゃんけんをし,勝ったら相手からお金をもらい,負けたら相手にお金を払うゲーム。ここではおはじきを使ったので,「じゃんけんおはじき」と呼んだ。2週続けてやってみたら,ずいぶんと雰囲気も和み,SSTでの意見が出やすくなった。

どっち？ どっち？？：リーダーが「コーヒーか紅茶か」,「カレーライスかハヤシライスか」,「犬か猫か」など2択で全員に好みを聞いていく。自分の好みを答えるうちにお互いの好みを知ることにもなり,親しみを感じることができる。

b) グループを活性化させる

連想リレー：「連想ゲーム」と呼んだ。リーダーが「青」から連想するものを隣の人に投げかけて,「空」,「雲」と次々に隣の人に問いかけて言葉のリレーをするゲーム。自由に発想する練習になる。思いつかず苦心しているとメンバー同士が小声で援助する姿がみられ,グループ内の交流の活性化が感じられるようになった。

c) 話をする練習

これは,実際にSSTにつなげるウォーミングアップとして活用することができる。

名刺交換：名刺サイズの紙を渡し,自分がやってみたい職業と名前（考えた名前でもよいことにする）を書いてもらい,二人組みで名刺を交換する挨拶を行う。将来の職業に直接つながらなくても,仕事に就くことに対して,なんと

なくイメージをしていくはじめの一歩につながればと考えた。そして，名詞を交換する際の，挨拶のロールプレイを自然に取り入れることができた。

僕のイチオシ紹介：自分のイチオシ（一押し：大事）な品物を持参してきてもらい，そのものにまつわる話を皆に紹介してもらう。これは，人前で話す，説明するというロールプレイになる。

これらのウォーミングアップでは，ロールプレイ後にポジティブフィードバックをしてSSTのやり方を自然に理解していく過程にもなった。

(2) SST：褒めるセッション

前述の「イチオシ」を題材にして，その物にまつわる話を聞いた相手は，感心したことやいいなあと思うことを褒め言葉にして伝える。初対面に近い状態のときは持ち物や外見を褒めることから入ると，スムースに交流できることを実感してもらうのが目的。「（褒めるのは）わざとらしい感じがする」という意見も出たが，実際のロールプレイでは，どんなところが良いか，具体的に伝えることや，自分の思ったことを交えるようにアドバイスをした。そうすると，わざとらしく聞こえないで伝えることができる，また，褒めた相手がうれしそうな顔をすると自分もうれしい，さらに会話が続くなど，ポジティブな印象をもつように援助した。

(3) SST：うれしい気持ちを伝えるセッション

褒めるセッションから引き続き，褒められてうれしいときになんと伝えたらよいかを練習した。ある一人は，診察のとき主治医から「最近がんばっているね」と褒められ，黙り込んでしまった。あのとき，先生にひとこと言葉を返したかった，と後悔していた。診察さえも緊張してしまう彼が，選んだひとことは「ありがとうございます」であった。ロールプレイでは，メンバーの一人が主治医役をしてくれた。声の大きさ，「ありがとうございます」を言うタイミング，表情など，みんながアドバイスをしてくれて，うまくロールプレイをした後，「即座に笑顔で答えるやり方は，見ていて好感がもてるし，気軽にできそうだ」とフィードバックを受けた。彼は次の診察のとき，主治医に向かって，すがすがしく「ありがとうございます」と言った。

4）まとめ

引きこもりの人たちは，家の外に出るだけで精いっぱいなのである。そんな彼らはグループの中で，まず，自分の居場所をつくることに多くの時間を費やす。そしてそのグループの中で何かを発言するまでには，さらに高いハードルを越えなければならないわけである。援助者（リーダー？）は，彼らが，お互いなじむまでじっくり過ごす時間を共有した。あせらず，しかし，常に少し先の目標を引き出しながら，彼らが立ち止まらないように援助した。そんな中で，それぞれに共通する悩みがある，自分だけではないのだという安心感が得られるように，ウォーミングアップや話題をリードしていく技術もリーダーには必要とされる。

そして，共通する悩みからそれぞれの特徴ある課題設定（目標）を引き出す。彼らは，すべてにおいて自信を喪失し，自身の課題や希望を明確にすることができずにいる。しかし，さまざまな活動（われわれの場合，もっぱら「遊び」であったが）を通して，今，きちんとできていることを他人（この場合，治療者）に認められ，個別に尊重されることで，少し自己価値を認識するようになる。そうすると素直に，できないことを認めて，克服してできるようになりたいと表現してくれるようになる。SSTはここから本格的に始まるのだと思う。

4．精神保健福祉センターデイケアにおけるSST

1）精神保健福祉センターとデイケアについて

わが国の精神保健福祉センターは，1965年（昭和40年）の精神衛生法改訂により，技術的中核機関「精神衛生センター」として都道府県に設置された。その後，数次にわたる法改正に伴って，1995年には「精神保健福祉法」（精神保健及び精神障害者福祉に関する法律）に改正され，「精神保健福祉センター」へと改称。現在は全都道府県（東京都は3カ所）に加えて，全政令指定都市に設置されるようになり，合計62カ所ある。可能なところでは，診療機能，デイケア，社会復帰施設等のリハビリテーション機能をもつことが望ましいとされている[1]。

デイケアは，回復途上にある当事者らが，昼間を医療の中で過ごすことによっ

て，再発・再入院を防ぎ，地域社会の中で「自分らしい生活」を取り戻していくという，中間的な役割を担っている。また，グループ活動やさまざまなプログラム活動を組み合わせて生活技能の向上が図られるよう配慮されており，広い意味での生活技能訓練をその目的の中に含む施設でもある[2]。

2) SSTにおけ作業療法の視点

デイケアという集団の場も，SSTグループも，グループの力を活用して個々の目標（課題）に取り組み，エンパワーメントを引き出していくといった関わり方は類似している。またSSTの課題に取り組んでいく過程で，それぞれの行動を段階的により具体的に分析し，個々の状況に合わせた技能の獲得を目指していくといった取り組みは，作業療法の活動分析的視点と類似している。

大橋・山根ら[3]は，作業療法に関して，「SSTの構造化された技法を取り入れ，対象者の生活上の課題を明確にすることで，作業という具体的な体験を介した関わりがより適切に生かされる。般化に対しては，作業療法の具体的な体験の場の利用が，SSTの構造の中での体験をより現実のものとする。技法の相補的活用が望まれる」と述べている。また，SSTと作業療法の双方特性を生かしながらのアプローチについて，小澤らが言う「作業療法や院外作業は入院患者にとって『社会』を意識させ，社会復帰を動機づける効果がある。その過程で生じる心理的問題や必要とする対人的交流や技能をSSTのテーマとし，予防的にあるいは必要となったときに訓練するなどのマッチングを図ることにより，それぞれの効果を高めることができる」という一文を紹介している[2]。

作業療法士がリハビリテーション支援をしていくうえでSSTの技法を学習することは，当事者の社会復帰に向けて大いに役立つと思われる。

3) デイケアにおけるSSTプログラム

ここでは，筆者の所属している精神保健福祉センターデイケア（以下，当センター）でのSSTプログラムの実践について，紹介していきたいと思う。

当センターデイケアのSSTは，定例プログラムの1つであり，同じ時間帯にいくつかのプログラムと並行して実施されているので，必ずしもデイケア登録者全員がSSTに参加するわけではない。SSTへの参加は，それぞれのデイケア目標に基づき，担当スタッフと話し合いながら決定していく。

第5章　医療・保健・福祉・司法領域におけるSSTの実際

　実施状況については、毎週1回、約2時間、リーダー1名、コ・リーダー1名、参加メンバー7～15名程度で、オープングループで行っている。参加間もないメンバーから、長期に継続参加しているメンバーまでさまざまである。メンバー構成は、男性の割合が多く、20歳台～30歳台が中心である。統合失調症と診断されているメンバーがほとんどだが、その他に、発達障害やパーソナリティ障害、気分障害と診断されているメンバーも参加している。

　初めてSSTに参加するメンバーは、必ず事前にSST担当者と面接を行い、SSTについての理解を深めるとともに、それぞれ個別の目標を設定していく。また定期的に、目標の達成状況の確認や見直しを行っている。

　目標は、「会話場面に慣れること」から「就労の場面での対処」まで多様である。それぞれの目標に基づいた基本訓練モデルを中心に、問題解決技法や課題セッションなどを取り入れながら進めている。ベテランメンバーが良いモデルとなっており、グループの中で、それぞれの課題をお互いに共有し助け合いながら、セルフヘルプ的な雰囲気で進めることができている。

4) セッションの流れ

　スタッフは、セッションが始まる少し前に入室し、雑談しながらメンバーが揃うのを待ち、時間になったら始める。

　セッションは、おもにスタッフがリーダー役を務め進行していくが、最近は、ウォーミングアップやルール説明などの進行をベテランメンバーに任せ、課題練習の一部として行ったりもしている。新しいメンバーが参加するときは、グループに馴染みやすいよう、また話しのきっかけ作りになるよう、自己（他己）紹介を行っている。ウォーミングアップは、グループの緊張度合いによって、ゲーム的なものからコミュニケーション中心のものまで、いろいろと組み合わせて行っている。いろいろなカードを作って利用したりもしている。ウォーミングアップを取り入れることで、自然に言葉を発することができたり、「楽しい」という感情を引き起こすことができるので、グループの雰囲気も活性化し、セッションに入りやすくなる。

　セッションの最初には、まず目標確認をしていく。それぞれの目標は、模造紙に書いて貼っておき、いつでも視界に入るよう工夫している。こうしておく

と，セッションで取り扱っていく課題と照らし合わせながら進めることができるので，効果がある。それから，宿題を持ち帰ったメンバーに報告をしてもらい，その日の課題に入る。メンバーからは，話しをしたいけど「何を話していいのかわからない」，嫌われるのではないかと怖くて「言いたいことが言えない」，「どんな風に返事をしていいのかよくわからない」，相手の雰囲気に圧倒されてしまって「自分の知りたいことや教わりたいことを聞くことができない」，とっさの場面にどう対応していいのかわからなくて「パニックに陥ってしまう」，バカにされたような気がして「憤慨してしまう」，あの人は自分に声をかけてくれないので「私を嫌っている」などの課題が多く提示される。家族や親戚，近隣への対応なども話題にのぼってくる。

リーダーは，「『困っていること』ではなく『何とか切り抜けたい』，『もっと上手くできたらいいな』と思うことはありませんか？」という問いかけを心掛けている。また，メンバーが発言しやすいように，立ち位置を工夫しながら課題を引き出すようにしている。課題を取り扱うときには，メンバーからの発言をリフレーミングし肯定的に表現していくこと，参加メンバーからアイデアやアドバイスをしっかり出してもらい，グループ全体で課題を取り扱うようにすることを心がけている。また，課題に取り組んでいるメンバーだけが学習しているのではなく，相手役やアドバイスをしてくれるメンバーを含め，その場に参加してくれているというだけも「集中する」，「観察する」，「話しを聴く」というSSTができている視点を忘れないようにしている。1回のセッションで平均2〜4人の練習を行い，最後に1人ずつ感想を言ってもらって終了にする。

5）事例紹介

Aさん，男性，30歳。

生活状況と問題点：スポーツが得意で，週3日のアルバイトをしながらデイケアに通っている。真面目で控えめであるが，他のメンバーからは慕われる存在であった。しかし，断ることが苦手で，頼まれるとつい引き受けてしまい，ストレスがたまって調子を崩してしまう傾向にあった。

練習の目標：アルバイトを長続きさせるために，調子を崩さないような対処の仕方を練習したい。

SSTで行ったこと：すぐに返答するのではなく，一呼吸置いてから（たとえば「どうしたの？　という言葉がけ」を前置きして）相手の反応を引き出し，「何をしたらいい？」，「一緒にやろうよ」，「○○さんも手伝ってくれる？」など，その状況に応じた返事の仕方を練習した。

　ねらい：1人で引き受けてしまうのではなく，「どんな状況にあるのか？」，「相手は何を求めているのか？」を明確にしてから返事をする，という対処の仕方を身につける。

　「断ること」に焦点を当てると，相手を気遣ったり，自分が嫌われてしまうのではないかというストレスが生じて気が進まない課題となり，失敗体験につながる可能性もあるため，最初の段階ではテーマを扱いやすいものに変えてチャレンジすることにした。

　SSTの効果：「切り返す」，「1人で引き受ける必要はない」，「手伝ってもらう」という対応を知ったことで，頼まれたことへの負担が軽減し，楽に過ごせるようになってきた。

引用文献
1) 伊勢田堯：精神保健福祉センターの役割と今後の展望．戸山サンライズ **217**：1-4, 2004
2) 樋田精一：SSTに関わる若干の問題の整理―生活療法，デイケア，その他の実践との関連から．OTジャーナル **25**：350-356, 1991
3) 大橋秀行，山根　寛：日本作業療法士会理事（精神障害問題担当）．作業療法 **15**：4-8, 1996

5．精神障害者授産施設における作業療法とSSTの実際

　私たち作業療法士は，精神に障害がある方へのリハビリテーションをどのように進めていけばいいのだろうか．まずその障害はどの程度のものなのかを知ろうとするかもしれない．残存している精神症状や認知障害，そして失われていない社会生活能力等をアセスメントし，リハビリテーション計画を立てながら，そこにふさわしい作業療法プログラムを考えるだろう．精神障害をもちながらその人なりの地域生活を営めるように，たとえばliving skill（生活技能）を獲得するための買物や料理等のプログラム，そしてその人を取り巻くさまざまな人間関係を上手にこなすため，SSTという認知行動療法を用いて対人技能

を習得できるよう働きかけるかもしれない。

　SSTは，精神に障害がある方に対して，さまざまな場面における対人技能を効果的に学習できるよう構造化された，優れた援助技法である。リハビリテーションの目的はノーマライゼーションの実現（どのような障害があっても地域の中でごく当たり前に生活すること）である。障害をもちながら，ごく当たり前に生活したり，働いたり，学んだり，結婚したり，ということを支援するためには，それらに関する対人関係を上手に対処していくスキルが必要である。ここでは「働く」に焦点を当て，精神障害者授産施設における就労支援の取り組み，職業リハビリテーションプログラムの中のSSTについて紹介する。またそこでの経験を通してSSTが作業療法に役立つ要因について述べる。

1) 社会就労センター（創）C. A. Cの職業リハビリテーションプログラム

　神戸市にある精神障害者通所授産施設「社会就労センター（創）C. A. C」（以下，C. A. C）は2003年1月，一般就労をめざすことを目的に開設された。精神障害をもつ方への計画的な職業リハビリテーションサービスを提供している。まず基本的な労働習慣を作るための作業プログラムの他，心理社会的なプログラムを週2回実施している。病気や障害を理解し上手に付き合っていくための心理教育，ストレス対処法や健康管理のセミナー，対人スキルを高めるためのSST（社会生活技能訓練）やビジネスマナー講座，履歴書の書き方や就職面接の仕方，各種支援制度の学習会，工場見学や就労体験談を聞く等の就労セミナーを行っている。また集団活動に慣れ，楽しみを共有しピアサポートを促進するためのレクリエーション活動も取り入れている。これらのプログラムを通し，長い療養期間によって得られなかった社会経験を再構築し，障害と上手につきあいながら本人の健康な部分やできる力を伸ばすことで，自己効力感や自己肯定感を得，それがさらなる障害の改善と回復に結びつき就労への一歩につながるよう働きかけている。そして職業準備性が身についてきたら，ハローワークや障害者職業センターと連携しながら就労支援制度の活用によって雇用へとつなげている。

　2003年1月から2007年3月までの総登録者数は75名（内現在登録者数21名），男性59名，女性16名，平均年齢は約32.7歳（登録時年齢）で，一般就

労への期待感が高い方たちである。今まで，29名の方が就職された。障害を開示して就職された方は17名，非開示で就職された方は12名であった。職種は飲食業や製造業，事務，クリーニング，介護ヘルパーなど多岐にわたり，週20時間以上勤務している方が22名いた。C.A.Cの常勤職員（以下，スタッフ）は精神保健福祉士4名である。

2）職業リハビリテーションにおける作業療法士の関わり

職業リハビリテーションにおいて，作業療法士はどのような役割を担うのだろうか。就労に必要なスキルを把握し，他の職種と連携しながら，作業療法を効果的に行う介入が必要となろう。

当施設においては，作業療法士が月3回，C.A.Cに関わり，SSTと作業評価，就労セミナーを担当している。作業評価はAssessment of Motor and Process Skills（以下，AMPS）を実施し，結果をメンバーにフィードバックすることで，自己の作業遂行能力を客観視する機会を与え，今後の目標の明確化や職業選択に役立てている。

作業療法士が担当する就労セミナーではおもに「効率のよい作業の仕方」について学習する。毎回のテーマや進行は，メンバーの希望やAMPSの結果に基づいて決定する。作業時の姿勢や力加減，ペース，空間と対象との関係，動作の組み立てなどに注目したテーマが多い，具体的なテーマと内容の例を表4.に示す。

作業療法士が関わるようになって，スタッフの作業遂行能力への関心は高まりつつある。現在では定期的に作業遂行能力に焦点を当てたミーティングも開催されている。

3）C.A.CにおけるSSTの特徴

SSTは月3回，1回2時間実施している。メンバーは，毎回15〜20名程度が参加し，スタッフは，リーダー1名とコ・リーダー1〜2名，記録係1名である。内容は，求職面接を受ける，挨拶と自己紹介をする，指示を受ける，報告をする，相談をする，批判や注意に対応する，失敗に対応する，友達をつくる，その他困ったことシリーズなど，就労に関連する対人スキルに焦点を当てた共通テーマに沿って，約1年を1クールとして実施している。各テーマは，

表4 就労セミナー「効率のよい作業の仕方」テーマと主な内容の例

テーマ	主な内容
姿勢に注目！	ある作業を，楽に，効率よく，安定して行っている人の姿勢やポジショニング，物の持ち方を観察学習，練習。
曖昧な指示で動く？	「あれとって，これして」など曖昧な指示での対応を検討。確認し，素早く作業を始め，終え，報告する練習。
よく気が利く！	困っている人を見て手伝う。注意して相手の様子を見て状況を判断し，素早く対応する練習。
仕事上のプレッシャー！	個々が感じるストレス状況を設定し，慣れた作業を行う。ゆっくりと落ち着いて取り組める工夫を検討。最後まで諦めない努力と挑戦へ賞賛。

基礎編（1回）と応用編（2～3回）で構成される。

　基礎編では，①そのテーマに必要なスキルの検討，②各スキルの必要性の吟味（なぜ必要か？，良い例と悪い例の比較），③基本的場面での練習（基本訓練モデル）など，おもに認知の確認や修正，今後の練習への動機づけをねらいとしている。

　応用編では，①基礎編の振り返り，②メンバー個々の就労体験や希望に基づいた練習（基本訓練モデルと問題解決技能訓練）と宿題の促しを行い，より実践的な練習を目指している。

　人数が多く，就労状況もさまざまであるため，個別性を重視した練習には工夫が必要であるが，C.A.Cの機能が「就労支援」と明確であるため，個々のメンバーが希望する練習場面は，比較的共有されやすい。また個人の就労体験を語ることが，集団の凝集性を高め，対等で相互に影響し合える協力的で，主体的なSSTとなっている。

　また「今すぐに！」の対応が必要な場合，C.A.Cでは，「いつでも」，「どこでも」，「どんな形でも」個別SSTが実施できる体制をとっている。たとえば「求人広告を見て電話連絡をする直前のSST」，「スタッフが職場へ様子を見に行ったときに休憩時間のSST」，「今日の職場での出来事についてファックスやメールを介してのSST」などさまざまである。練習課題は，仕事に関することが多

表5 SSTの共通テーマと主な内容の例

	基本編	応用編
職場での挨拶	挨拶の利点・欠点，いつ・どこで・誰まで？	まだ仕事中の人に帰りの挨拶はどうするの？
指示を受ける	聞く態度いろいろ，前向きな姿勢を伝えるには？	何度聞いてもわからないときはどうするの？
報告・連絡	報告・連絡があるとき・ないとき，わかりやすい報告・連絡とは？	どこまで報告・連絡すればいいの？ 相手がいない場合はどうするの？
批判・注意	注意されたと思うときとは？ なぜ上司は注意するのか？	指示どおりやったのに違う上司に注意されたら？

いが，ときには，家族や友達関係の悩みなどにも応える。またセッションで練習が十分に行えなかったメンバーへのフォローとして実施することも多い。

SSTの共通テーマと主な内容の例を**表5**に示す。

4) 事例紹介

Aさん，男性，30歳代，統合失調症。

C.A.Cへ通所するまで：高校時代に発病し，その後入退院を繰り返す。高校卒業後に飲食店や清掃業などの仕事につくが，いずれも職場での人間関係がうまくいかず，3カ月以上続かなかった。2年前から病状も落ち着き，近医の精神科デイケアに安定して通う。その後，主治医の紹介にてC.A.Cへの通所が始まった。

自信がなく，不安いっぱいのAさん（通所開始～1カ月）：通所当初から，活動へまじめに黙々と取り組んでいたが，緊張した状態が続き，時々「体調が悪い」と欠席することもあった。初回面接で「人から話しかけられるとどう答えていいかわからなくなり，不安」と話され，「（職場で）話しかけられたとき，すぐに対応できること」をSSTの長期目標とした。SSTでは，受身的な参加が続き，ロールプレイを行うこともなかった。

理由を述べ，はっきり主張できるようになったAさん（1カ月～4カ月）：SST

では，正のフィードバックや修正のフィードバックを重ねることによって，徐々に発言が増え，休憩中に他メンバーと雑談して過ごすようになった。ロールプレイは依然拒むこともあったが「恥ずかしいから」とはっきり理由を伝えれるようになった。また AMPS も希望され，フィードバック時には，「何もできないと，少し焦っていたようです」，「仕事はボチボチやったほうがいいですね」と自己を見つめ直す発言もみられた。

仕事を始め，自信をもちつつある A さん（4 カ月～6 カ月）：欠席もなくなり，スタッフと仕事探しを始めた。ハローワークの紹介により，倉庫作業の仕事を週 2 日から始めた。SST では，自ら練習課題を提示し，ロールプレイに取り組まれ，職場で実践されたことをスタッフへ報告するようになった。その他のプログラムでも積極性に加え自信と安定感が伝わってきた。A さん自身からも「やればできるという気持ちになってきた」という発言がみられた。

仕事を続けるために，主体的に C.A.C を利用するようになった A さん（6 カ月～約 1 年：卒業）：徐々に仕事の頻度が増え，C.A.C は「困ったときに相談できる場」として利用するようになった。「お茶の準備はいつやればいいのか？」や「上司の冗談にどう対応すればいいのか？」などの相談に個別 SST が役に立っているようであった。通所して約 1 年が経ち，週 4 日と仕事中心の安定した生活が継続できたため，C.A.C を卒業することになった。終了時，A さんから感想を聞くと，「SST では，いろんな情報や知恵をもらった」と話された。現在も時々電話や手紙で相談するなど，C.A.C をうまく利用しながら仕事を続けている。

5）SST が作業療法に役立つこと

(1) 共同作業による目標設定により支援者がスキルアップ！

SST は希望志向型アプローチである[1]。対象者がどんな生活を送りたいか，その意向を尊重し，その実現のために必要なスキルを支援者が対象者と一緒に考える。いわゆる共同作業による目標設定である。これには支援者による傾聴や治療方針の説明だけではなく，お互いの建設的な意見交換が必要である。特に認知に障害を抱える対象者へは，状況を共に確認しながら丁寧に介入していかなければならない。支援者が一番「難しい」と感じる点であり，SST の勉強

会や研修会でよく議論されるテーマでもある．それゆえ，試行錯誤しながらも，SSTを続けている支援者からは，「支援者のコミュニケーション・スキルが向上する」という声もよく聞く．作業療法においても，共同作業による目標設定は有効となる．対象者を作業へ促すスキルだけでなく，その難しさや奥深さを実感し，学習する必要もあるのではないか．

(2)「上手な相談」への支援ができる！

一般社会においても仕事における「報告で終わり」，「連絡で動き」，「上手な相談は仕事力を高める」ことの重要性がいわれている．いわゆる「ほう・れん・そう（報告・連絡・相談）」である．その中でも「上手な相談」は特に高いスキルが求められる．「上手な相談」とは，仕事上での出来事に悩んだとき，自己や他者へ過剰にマイナス意識を向けることなく，「何か対処法があるはず」と気軽に前向きに相談できることである．特に仕事を始めた対象者が，主体的にSSTを利用し，「上手な相談」ができるようになる姿をよく目にする．平尾[2]は就労に向けての準備性を高めるうえで重要なことのうち，SSTは「課題の認識とその対処法について複数の選択肢をもつこと」や「エンパワーメントされる機会もつこと」に役立つと述べている．SSTの体験はまさに，相談する成功体験であり，その積み重ねが，「上手な相談」へとスキルアップする．「上手な相談」は仕事に限らず，社会生活を送るうえで重要なスキルである．このような支援方法を作業療法で利用しない手はない．

(3) 般化への工夫により介入方法が明確に！

SSTの効果は，練習場面で学習したスキルを実生活で使えることである．そのため，支援者は，宿題ができるようさまざまな工夫を凝らす．たとえば，「何をしていいかわからないときに自ら質問をする練習」をSSTで行った対象者が，作業療法場面で，戸惑っていたり，ぼんやりしていると，作業療法士から「こんなときはどうするんだっけ？」，「SSTでこの前練習したよね！」と声をかけられるだろう．SSTを実施すれば，「今ここで」どう介入すればよいかが明確となり，作業療法士の言動の一つひとつが意図をもったものとなる．作業療法をより有効な治療法とするためには，作業療法士が般化する工夫をSSTから学ぶことも大切ではないか．

引用文献
1) 近藤喬一，他（編）：集団精神療法ハンドブック．金剛出版，p132，1999
2) 平尾一幸：精神障害者ジョブガイダンス参加者のSSTプログラムに対する反応について．作業療法 20（Suppl）：125，2001

6．障害者職業センターにおけるSST

1）障害者職業センターの事業

独立行政法人高齢者・障害者雇用支援機構では，精神障害のある方についての雇用支援を強化していくこととして，2005年（平成17年）10月から，全国の地域障害者職業センターで「精神障害者総合雇用支援」を実施している。

精神障害のある方と雇用事業主に対して，「雇用促進支援」，「職場復帰支援」，「雇用継続支援」がある。「雇用促進支援」には障害のある対象者に対して社会生活技能等の向上のための支援（精神障害者自立支援カリキュラム），「職場復帰支援」にも体調の自己管理および対人技能の習得を目指すカリキュラムが組み込まれている。この中で，週1回，1時間のSSTの時間を担当した経験を紹介する。

2）SSTグループの特徴

グループ構成は流動的で少人数（2～3人）であったが，対人関係の不得手を自覚して，改善したいと願っている人たちであった。毎回，各人が復職したときのことを想定して，こういうことをうまく言えたら，楽になるのにと思う場面を練習した。SSTは初めて体験する人ばかりであったが，SSTの目的や進め方については容易に理解できた人ばかりだったので，ウォーミングアップは，前回の振り返りや，近況報告をすることで十分であった。

3）ケース紹介

参加者の1人である，松尾さん（仮名）のSSTを紹介する。30歳代，うつ病。まじめな性格で，仕事をきちんとこなすことができるのだが，多忙な職場であるがゆえ，断れず，処理できないほどの仕事を引き受けてしまう。同僚が「大丈夫か？」と気遣ってくれたときも，「余裕ですよ」と，いいところを見せようとして，抱え込んでしまった。そんな自分を認識できず，うつ病を再発し

て，休職することを繰り返していた。

4）SSTの実際

　まず，四つの基本的な対人技能（☞ **Key words**）を提示して，その中から，できていると思うもの，もう少しうまくできると楽になるのに，と思うものから練習を始めようと考えた。しかし，松尾さんは，「断る」練習を希望した。通常，SSTを開始したばかりのころは，自分で「できている」と思うスキルを使ったロールプレイを行う。それは，参加者がSSTによって自信を取り戻し，参加することは楽しくて役に立つと感じて，積極的な態度を持続できるよう促すためだ。今回の場合は，松尾さんの意欲を優先して，難しいことでも失敗しない場面設定をすることで，課題に挑戦した。

（1）「断る」

　できないことを認めるのが怖くて，ついいい格好をしてしまう。次から次に仕事を依頼され，つい引き受けてしまい，パンクしてしまう。松尾さんは自ら「きちんと断ることをしないといけないですね」と，言った。言いにくいことだけれど，やんわり，きちんと伝える断り方（セリフ，声の抑揚，態度）を明確にして，必ずうまく言えるからと援助者は励ました。

　ロールプレイは，仕事を依頼してきた上司に「すみません。今ちょっと，前の仕事が終わっていないので，終わらせてからでもいいですか？」というセリフを伝える場面であった。松尾さんの気持ちは「本当に申し訳ないですが，できません。無理です。今は無理です。将来的にはやってみたい」だったそうである。他の参加者からは，そういう松尾さんの気持ちは十分伝わったとフィードバックされた。ロールプレイを終えた松尾さんの感想は「自分の気持ちや状態を人に伝えることで，安心できる」とのことであった。そして，こうも言っていた。「いったん断っても大丈夫だということが実感できた」。

　松尾さんは，仕事を断るなんてしてはいけないことだと決めつけていた。ロールプレイの「断る」練習で，自分の考え方，物事の捉え方（認知の幅）が，少し狭いことを感じて，そしてロールプレイが成功したことで，人から受け入れてもらえる範囲の広さを，体験することができた。

　これまでに仕事をしていて，何度か同僚が「大丈夫か？　何かあったら，言

えよ」と声をかけてくることがあったそうだ。そのとき，自分では大丈夫な状態なので「大丈夫」と答えていた。しかし，「今考えると，周りの人から見て，大丈夫な状態ではなかったのですね」と気づいた。

(2)「手伝ってほしいとお願いする」

次に話題になったのは，「大丈夫か？」と声をかけられたときは，うつ病の再発の注意サイン（☞ **Key words**）が出ているのではないか，と自分で振り返ってみる必要があるということであった。無理をしないためには，遠慮せずに手伝ってほしいとお願いしてもいいのではないか，と他のメンバーからもアドバイスをされた。しかし，よく聞いてみると，松尾さんは「人に頼む」ということが上手ではないようであった。練習してみましょうということで，ロールプレイを行った。①まず，ゆとりのありそうな同僚を見つけて，「今，ちょっと時間あるかな？」と声をかけて，②相手の反応を見てから「実はね，今やっているのが，時間かかりそうなんだけど，手伝ってくれる？」と言ってみた。松尾さんは「気分がいい」，「楽」，「一緒に仕事をしてくれると思ったら，嬉しい」とポジティブな感想をいくつも言ってくれた。他のメンバーからは，「同僚とのコミュニケーションとして，まったく違和感はないよ」とのフィードバックを受けた。

声をかけてくれたときに仕事の手伝いをお願いするのは，同僚とのコミュニケーションを円滑にするうえで，とても有効に働くやり取りの1つだと気づいた。これで松尾さんは，人にお願いをすることは，悪いことではないと考えられるようになったようだ。

(3) 精神的なエネルギーを正確に示す

がんばりすぎる松尾さんは，きついときも，元気よく，人と接してしまう。休職中，会社の人に回復の具合を尋ねられて，「ずいぶんいいよ。おうおう！」と元気を振り絞って答えたそうだ。その後，ぐったり疲れきってしまう自分に気づいてはいるものの，どう対応すればよかったのか，具体的に考えつかなかった。そこで，実際のやりとりと同じセリフで，ロールプレイをしてもらった。その後，「ずいぶんいいよ」という同じセリフを，次の3点に気をつけて，もう一度，ロールプレイしてもらった。①肩を落とす，②声を小さく，③視線を

下げる。これは，松尾さんにとっていつもと違う行動だったのだが，相手の反応が変化したことに気づいた。初めにやった，元気を振り絞ったロールプレイのときは，松尾さんの元気につられて相手役もさらに勢いよく，元気づけるような態度で応じてきた。しかし，あとの3点に気をつけて行ったロールプレイでは，相手役は「無理をしないように」と気遣ってくれたので，気持ちの緊張が少し解けて，今の状態は何とかがんばっているから保たれている，ということが相手に少し伝わったように感じたと言った。

　つい，いいところを見せようとしてしまう松尾さんも，自分が表現のしかたを少し変えると相手の受け取り方も変化する，自分の気持ちが楽になり，しかも相手が悪い印象をもつわけでは決してない，と感じることができた。

(4) 復職祝いをしようと誘われたとき，上手に断る

　復職の時期が迫ってくると復職したあと，うれしい誘いがいろいろあることが気になっていた。誘われると，「断るのは悪いような気がしてうまく言えそうにない」，「断る理由があったらいいけど」というのだが，アルコールは病気によくないことが立派な理由になるので，そのことをきちんと伝えたほうがいいと他のメンバーにアドバイスされた。

　ロールプレイは，「今度，復職祝いをしよう」と誘われて，考え込むしぐさ。間をおいて，「実は医者に止められていて。アルコールは病気によくないと……」，「また，誘ってください。お願いします」と途切れ途切れながらに言うことができた。聞くだけの相手役が，「もっと元気になったら（復職祝いを）やろう」と自然に答えてくれた。そして「言いにくそうに，会話に間が空くのは，（行きたいけど，難しいなあ）と葛藤している様子がよくわかる」，「松尾さんの，（嬉しいけど，今はまだ無理），という気持ちも伝わった」とフィードバックしてくれた。松尾さんは，相手の気持ちを聞いて，安心感を得たと同時に，きちんと伝える重要性を実感したと言った。

　ロールプレイで習得する送信技能は，スラスラと淀みなく話すことだけが重要だとは限らない。たどたどしく話すことで，相手に気持ちが伝わることも十分ある。人づきあいが苦手で話下手だからということで，対人関係に自信のもてない参加者には流暢に話すことが大事なのではなくて，自分の気持ちをどの

くらい正確に伝えることができるかが大事なのだと説明をした。現に，松尾さんも送信技能には大きな問題はなく，言ったつもりでうまく伝わっていない，ということが往々にしてあるようであった。だから，正確に伝えるための効果的なやり方を習得してもらうのが，ロールプレイの大きな目的になる。

松尾さんは，このようにして改善できる対人技能の練習に励み，復職までの不安をなるべく少なくする努力をした。

5）まとめ

「職場復帰支援」という制度を利用している人は，社会経験があり，職業的能力に優れている人である。支援者とは，社会的にほぼ対等か，あるいは社会的な立場は上であったりするかもしれない。対人関係も基本的な送信技能に問題は少なく，受信したときの認知のゆがみによる不得手にとどまっているように感じる。だからSSTをリードする支援者は，職場で体験するだろうと思われるあらゆる場面を，幅広く想像することが必要とされる。

そして，松尾さんのように対人関係が壊れることを恐れて，きちんと断れず，自分の負担を大きくしてしまい，うまく対処できない事態を引き起こしていた対象者に対して，「断るって，本当に難しいことですよね」と共感を示すことはとても重要である。同じ社会人として対等の立場であることを貫き通すことは，参加者の自尊心を傷つけることを最小限にとどめるために必要であると思う。社会人同士でお互いの体験を紹介したり，経験上成功したことをざっくばらんに話し合ったりすることで，SSTを実施するうえで必要な信頼関係を早期に築くことができる。そうやってはじめて対象者も状況を繕わず，正確に支援者に対して説明することができる。この信頼関係があってはじめて，対人関係にも悪影響を及ぼしてしまう，といった対象者にとってはとても深刻な事態について，核心をついた練習をすることができるのだと筆者は考える。

SSTの実施回数に限りがあって，積み重ね練習の効果を期待することは難しい場合，一回の練習で，本人が望む結果を実感できるように練習場面の構成に工夫をしなければならない。実は「やっている・できている」対人技能が，うまく機能していないだけなのだということに対象者が気づいていないこともある。ロールプレイで実際の行動を練習することは，そういった認知のズレに気

づき，修正するきっかけになる。さらに，効果的な行動を身につけるのに役立つ。ロールプレイでの成功は，自信の源になり，復職する意欲につながるのである。

7. ハローワークにおけるSST

ここでは，ハローワークの「精神障害者ジョブガイダンス」に関わった事例を紹介し，作業療法とSSTを組み合わせた就労支援プログラムについて考える。

ジョブガイダンスは，1999年度から17都道府県のハローワークで試行的に実施が始まった。精神障害者の就労支援を目的とした事業で，就労に関する知識や方法を実践的に示し，参加者の就労に向けての意欲と職業準備性を高めることを目標とする。

1) ジョブガイダンスでの関わり

筆者はプログラム検討時から関与する機会を得た[1]。関係スタッフは，障害担当相談員（精神保健福祉士）以外は精神障害者と関わった経験がなかったので，作業療法士の立場からの積極的な助言を求められた。K市ハローワークで実施したジョブガイダンスの場合，対象は，K市在住者で地域作業所や病院デイケアに通所し就労を希望している精神障害者で，会場はハローワーク会議室を使用した。

ジョブガイダンスのプログラムは，連続5日間の日程で計画され1999年2月と10月の2回実施した。プログラムの内容もほぼ同様であった（**表6**）。筆者が担当したSSTの他，履歴書の書き方や求人票の見方，職場見学などが組まれていた。SSTでは「自己紹介する」，「面接を受ける」といった一般的な練習課題を，SSTの基本訓練モデルに沿って実施した。ほとんどの参加者はSSTの経験がなかったが，「ウォーミングアップが面白かった」，「ロールプレイが役に立った」といった感想が聞かれた。また，参加した職員からは「SSTに一緒に参加することで，ガイダンス参加者の課題を具体的に理解する機会になった」との意見があった。

2回の実施後，ジョブガイダンスのプログラムを再検討した。作業療法士と

表6 K市ハローワークの精神障害者ジョブガイダンス　プログラム

日程	1回目	2回目	3回目	
1日目	オリエンテーション 自己紹介 職業生活の基礎チェック		オリエンテーション 自己紹介 SST	1週目
2日目	SST		ハローワーク見学 適性検査	
3日目	履歴書の書き方 求人票の見方		OA実習	
4日目	職場見学		履歴書の書き方 求人票の見方	
5日目	ハローワークの利用の仕方 まとめ		SST	2週目
6日目			各種制度の説明 まとめ	

して，精神障害の障害特性である，①疲れやすいこと，②慣れにくいこと，③般化しにくいことなどを考慮するよう提案した。その結果，3回目は週3日×2週と期間を延長してSSTも2回実施することとし，2000年10月に実施した。1週目のSSTでは，緊張をほぐし他参加者との交流を促すためにウォーミングアップを中心とした。ジョブガイダンスでは，開始前に簡単な打ち合わせだけでSSTリーダーの役割と同時に，集団活動進行や素早く参加者個々の特徴を把握することが要求される。そのためには，作業療法士が普段臨床で行っている集団活動をスムーズに進行したり，参加者間の交流を促す経験が役立った。その結果，参加者同士の会話が活性化し，帰りに誘い合って喫茶店へ行く参加者もみられた。

2週目のSSTでは，参加者各自が体験した「困った場面」を出し合い，問題解決法を取り入れた話し合いを通して練習課題を設定した。内容として「仕事の指示を確認する」，「上手に断る」，「服薬のことをどう説明するか」といった具体的なものだったので，ロールプレイも現実場面に即したものとなった。何

を練習するか，どうロールプレイするか，実際に「宿題」として取り組むか，などは参加者の自己選択，自己決定を尊重して進めた。場合によっては，休憩時に個別 SST を行った[2]。

2）精神障害者の就労支援プログラム

最近，精神障害者の生活支援として「包括的地域生活支援プログラム（Assertive Community Treatment：ACT）」が注目されているが，同時に「個別職業斡旋とサポートによる援助付き雇用プログラム（Individual Placement and Support Employment Program：IPS）」の取り組みも行われている。大島[3]は障害をもつ人への就労支援を，①train-then-place モデル（一定の職業前訓練を行って就労のために必要な技能を身につけてから実際に就労体験に移行する）と，②place-then-train モデル（先に職場紹介を行い，続けてその職場において必要な技能にポイントを置いた支援を提供する）に大別されるとしたうえで，「一般に精神障害者は獲得した技能の般化・応用が比較的困難であると言われており，それゆえ従来の train-then-place モデルに基づいたアプローチでは就労支援がうまくいかないことが多い。しかし，日本で提供されている就労支援の多くは，train-then-place モデルに基づいたものであるのが実情である」と述べている。IPS は，place-then-train モデルに基づいた就労支援プログラムであり，その成果の報告は今後の作業療法における就労支援について考える際の大きな参考となる。

3）作業療法プログラムを見直す

作業療法を受ける精神障害者の多くの人が就労を希望されている。就労に向けての準備性を高めるうえで重要なこととして，次のようなポイントが挙げられる。①医療継続，特に服薬の自己管理ができるか，②就労への主体的な意欲があるか，③職業生活を送るための基本的生活習慣ができているか，④ストレスに対してのコーピングスキルを複数もっているか，⑤問題が起こったときに相談できる相手があるか，である。

これらに対して，作業療法プログラムを工夫，充実させることが求められる。病院内の作業療法プログラムがその役割・性質上，train-then-place モデルに近くなるのは当然であるが，対象者の退院後の就労支援を考えれば，place-thentrainモデル的なアプローチを意識したプログラムが必要であろう。

　従来の作業活動遂行を中心としたプログラムだけでなく，心理社会教育的プログラムが必要である。その中で，集団でのSSTと個別SSTを組み入れた関わりが有用である。

引用文献
1) 平尾一幸：精神障害者ジョブガイダンス参加者のSSTプログラムに対する反応について．作業療法 **20**（Suppl）：125, 2001
2) 平尾一幸：手ぶらでSST. OTジャーナル **38**：107, 2004
3) 大島　巌：精神障害者および知的障害者に対する就労支援アプローチの現状と課題に関する実習的研究．西尾雅明（監）：精神障害者の一般就労と職場適応を支援するためのモデルプログラム開発に関する研究報告書，厚生労働省，pp27-28, 2006

3　家族に対する支援とSSTの実際

1. 家族教室におけるSSTの進め方

1）家族教室の必要性

　家族教室につながる以前の家族の対応は，病気についての情報が乏しく，「本人のために」と一生懸命頑張っていることが，逆に症状を悪化させてしまったり，お互いの溝を深めてしまったりと空回りして，良い結果につながらないことが多いようである。また，「こんな思いをしているのは自分たちだけ」，「話したって誰にもこの辛さは分かってもらえない」と社会から孤立し，ますます自分を追い詰めてしまっている場合もある。その結果，家族は疲れてしまったり，本人を責めるような行動を取ってしまう。

　1960年代に，英国のG. W. ブラウンによって，家族の感情表出に関する評価尺度（Expressed Emotion：EE）（☞ **Key words**）が開発され，多くの研究によって身近な支援者であるご家族の関わりが，再発の要因の一部になっていることが明らかにされた。そして，本人に対する適切な薬物療法などの治療や支援だけでなく，家族が病気に対して正しい知識をもち，適切な対処技能を身につけることで，本人の再発率を下げるのに大変役立つという報告がなされ

ている[1]。

　また多くの家族は，本人のことを絶えず気にしており，気が休まらない生活を送っている。そして，「本人のために」と自分を犠牲にし，さまざまな悩みを誰にも話すことができず，不安を抱えたままの日々を過ごされている。家族は，心に溜まっているさまざまな思いを聞いてくれる場や，ホッと一息つける場を求めている。まずは，家族のこのような思いを安心して話すことができ，受け止めてくれる場が必要となる。

　このような場が保証されていると，頑張っている自分を認め，元気を取り戻すこともできるようになる。

2) 心理教育の視点

　家族教室を効果的に進めていくには，一方的に情報を伝えたり対処を教えたりするのではなく，病気についての知識や情報を共有し，対処方法を身につけ，お互いに支え合って気持ちが楽になれるような場を作り出し，家族が自分らしい生活を組み立てられるようになるように支援するといった，心理教育的視点（☞ Key words）をもつことである。参加しているご家族の状況によっては，しっかりと話を聞いて気持ちを受け止めていくことが中心になる場合もあるし，情報の伝達が中心になることもあるが，なるべくグループの相互作用を引き出す工夫をしながら進めていくことが望ましいと思われる。家族のエンパワーメントを引き出し，家族が支援者となることで，本人の安定した生活を支えることができるようになる。

3) スタッフの関わり方

　家族は，「本人の対応に困っている」という気持ちの裏側に，「頑張っていることを認めてほしい」という気持ちが存在している。家族が「どのように関わっているか」という視点をもつことが大切である。また，家族が混乱しているときは，「困っているからと」いうよりも「どうにかしたい」という気持ちが先に立っていることが多いようである。「どうにかしたい」という前向きな気持ちが存在していることに気づけると，課題が引き出しやすくなる。家族のもっている力に注目し，それぞれの分野で学んできた知識や経験をもとにして，家族と同じ土俵で関わること。家族から学び，家族の立場に立って考え，「なぜ？」

「どうして？」と原因を追求するのではなく，対処に注目していくことが大切である。「今どのように対応されているのですか」など声がけすることで，自分の対応に気づき，他の対処へと気持ちが向かうようになる。

対処の方法は，他者と一緒になって問題や課題に取り組む相互作用の中で身につく。スタッフは，参加家族がお互いに問題や課題を共有できるよう，話題を整理しながら肯定的に対応していく。

4）家族 SST の進め方（問題解決技法を使って）

ここでは，筆者が行っている家族 SST を参考にしながら，セッションの流れを説明していきたいと思う。

デイケアに参加している当事者の家族（統合失調症者の家族が中心）で，他のグループセッションで，事前に病気についての知識教育を受けた方が対象となる。毎月1回，約2時間の設定で，1年間のクローズドグループで行っている。スタッフ2名・参加者は毎回7～10名程度である。グループを始めるときは，事前にスタッフミーティングを行い，「どのように進めていくか」，「参加する家族の最近の状況はどうか」などを把握しておく。

スタッフは，グループを始める少し前には入室し，全員が揃うまで雑談などをしながら待ち，始まりの準備をしていく。

(1) 導入

初めに「グループのルール」を読み，グループの約束事や目的を確認する[2]。最初は，スタッフがゆっくりと読み上げながら，一つひとつの項目について説明を入れていったりするが，全員で読み合わせたり，一人ずつ読み回しをしていくのも方法である。

新しい家族が参加するときは最初に紹介をし，グループに溶け込みやすくしたり，参加する動機づけを高める。

(2) ウォーミングアップ

最近あった「よかったこと」，「うれしかった」ことを報告する。前向きな気持ちを表現することで，肯定的な捉え方の練習になる。最初のうちは「こうなれたらいいな」というようなニュアンスで問いかけてみると，話しやすくなる。

(3) テーマの設定

参加家族から,「今日,相談したいこと」を出してもらう。板書を利用しながら進めると効果的である。いくつかテーマが出されたら,どれから取り組むかを決めてもらう。スタッフが決めるのではなく,できるだけ家族同士で話し合い,決めてもらうことが大切である。家族全員の関心がもてる共通のテーマや,緊急性・問題の深刻さなどを基準に,対人関係の中でできることに焦点を当てるようにする。

(4) 個別課題の対処に取り組む

テーマが決まったら,個別の課題に取り組んでいく。

状況を聞き出しながら,「現在どんな風に対応しているのか?」など,すでにやれていることに注目し,また,「同じような思いをしている家族はいるか?」,「その場合どんな対応をしているのか?」など,全体で情報を共有しながら進めていく。そして,そのやり取りの中から,取り組んでみたい(対処の仕方を知りたい)課題を引き出し,みんなから具体的な対処のアイデアをたくさん出してもらう。そして,次にそのアイデアの「メリット」,「デメリット」を一緒に考えていく。課題を多く扱いたいときは,この部分を簡単に済ませることもある。1セッションで取り扱う課題は,2~3題くらいである。

最後に,「どのアイデアを実行してみるか」課題を出した家族に選んでもら

グループのルール

1) 毎日の生活の中で,自分ができるようになりたいこと,工夫したいこと,知りたいことを相談しましょう。

2) 心配や不安などの気持ちの混乱はご家族として当然の反応です。決して欠点ではありません。お互いの気持ちを認め合い,助け合いましょう。

3) 自分がやれていること・工夫していることに注目し,前向きに考えてみましょう。

4) 実現できそうな,小さくて具体的な目標を見つけましょう。

5) 自分に合った,よい対応方法を見つけていきましょう。

6) グループの話題を決め,みんなが話せるように,ポイントを短くまとめて言いましょう。

う。実行しやすいものや実現可能なものがどれなのかランクづけをしたり，他の家族にどの方法がよいと思うか，理由を言ってすすめてもらうような工夫をしたり，予想される障害や注意点などを提示してもらい，参考にしている。

また，できるだけ選んだアイデアを「基本訓練モデル」につなげていくようにしている。ロールプレイを通して，その家族の力量を知ることができ，それによってより具体的な対処方法を習得することができるようになる。

(5) クロージング

自由に感想を言ってもらい，もとの生活モードに切替えていく。また，セッション中にあまり話せなかった人は，最後に一言感想が言える場があると気持ちが楽になるようである。それぞれの感想のあとに，スタッフからの一言（肯定的な評価）なども加えながら，次回の参加につながるような工夫もしている。

5) 事例紹介

Bさん，54歳，母親。

(1) 状況

統合失調症と診断されている娘がいる。娘は自分のやりたいことには一生懸命であるが，それをやりすぎてあとでいろいろな不満や不調を訴えるので，快く娘のやりたいことを応援してあげる気持ちにはなれない。夫は仕事を理由に協力してくれないし，高齢の母親の介護をしながら自分も仕事をしているので，余裕のない状態である。頭ではあまり干渉しないようにと思うのだが，顔を合わせるとマイナスの感情が湧いてきて，優しくしてあげられない。

(2) 現在，工夫・対処していること

家事をきちんとこなし，夕食は家族揃って食べられるように声かけしている。また，なるべく娘の考えやしていることに口を挟まないようにしており，訴えに対しても，何も言わずに聞くようにしている。Bさんは，なるべく仕事で息抜きをし，自分の時間を作っていることなどを話した。希望は「もう少し楽に生活したい」ということであった。

(3) チャレンジする課題

他の家族からいろいろとアイデアやアドバイスをもらい，「娘の将来を考えてつい一生懸命になり，口うるさくしている」自分に気づく。Bさんは，娘の訴

えはコミュニケーションを求めている裏返しなのかもしれないと考え始め，①試しに「頑張っているね」という言葉かけをしばらく続けてみる。②自分も「楽しめる趣味をもつ」ということを，宿題として設定した。

(4) SST の効果

気持ちはあっても，なかなか口に出せない不安があったので，①の言葉かけを「基本訓練モデル」で練習する。最初は恥ずかしがっていたが，みんなから「それならうまくいくよ」，「優しく言えてるよ」などとフィードバックしてもらい，自信がついた様子であった。「さっそく今日やってみます」と勇気をもって帰っていった。後日，「試しに言ってみたら，嬉しそうな表情を見せた」，「続けて声かけしてみます」という報告があった。

引用文献
1) 鈴木　丈（編著），伊藤順一郎（著）：SST と心理教育．中央法規出版，1997
2) 土屋　徹：精神科版家族教室スタートアップ読本．精神看護出版，2006

参考文献
1) 木戸幸聖（監），埼玉県立精神保健総合センター心理教育グループ（編）：心理教育実践マニュアル．金剛出版，1996

4　司法領域における SST の実践

1．刑務所における障害受刑者と SST

1) はじめに

昨今，アメリカ，イギリス，ドイツ，フランスをはじめ，カナダ，オーストラリア，ニュージーランドなどの先進諸国において，PFI（Private Finance Initiative：民間の資金力・経営力・技術力を活用して効率的，効果的に公共サービスを提供する）方式を採用した刑務所の整備運営事業が進められている。日本でも播磨社会復帰促進センター・加古川刑務所は，官民協働で運営される矯正教育，職業訓練に重点を置く PFI 刑務所として昨年 10 月にスタートをした。民間企業が参入することで民間のさまざまな専門家の参入と柔軟なサービス提供が期待されている。

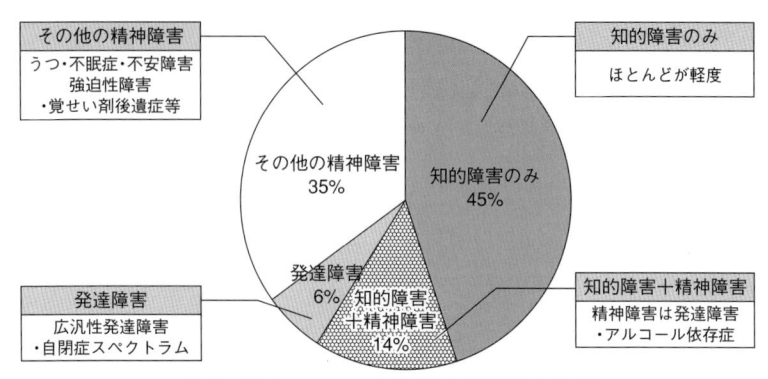

図1 特化ユニットにおける受刑者の特徴

- その他の精神障害：うつ・不眠症・不安障害・強迫性障害・覚せい剤後遺症等
- 知的障害のみ：ほとんどが軽度
- 発達障害：広汎性発達障害・自閉症スペクトラム
- 知的障害＋精神障害：精神障害は発達障害・アルコール依存症

その他の精神障害 35％／知的障害のみ 45％／発達障害 6％／知的障害＋精神障害 14％

　当センターの入所条件は，犯罪傾向が比較的進んでいない男性受刑者である。また刑期が8年未満であり，集団生活に順応できて，心身に著しい障害のないことなどである。収容定員は1,000名で，そのうち定員120名は精神疾患や知的障害のある特化ユニット受刑者であり，その特性に応じた専門的プログラムが社会復帰促進部スタッフや外部講師を中心に実施されている。**図1**に受刑者の特徴を示したが，現在，知的障害単独の受刑者が約半数近くを占め，その他，疾患・障害は実に多様である。精神科医療における主要疾患である統合失調症圏の受刑者はほとんど収容されておらず，おそらく心神喪失者等医療観察法による指定医療機関への入院や通院処遇がなされているものと思われる。

　筆者は，平成20年（2008年）1月より，週に一度，作業療法士の立場から刑務所における作業療法プログラムの立ち上げと，SST運営アドバイザーとしてプログラムに携わっている。今回，PFI刑務所特化ユニットにおいて実施したSSTの評価を本稿に引用することで，知的・精神障害のある受刑者へのSSTの効果と，今後の可能性および課題について述べてみたい。

2）特化ユニットにおける専門プログラム

　図2のように，社会復帰促進部スタッフによる生活の基礎力養成講座が行われた後，生活スキルや犯罪行動別の専門的プログラムが順次導入されていく。また，**図3**には専門的プログラムのおもな目的と流れを示したが，アニマルセ

第5章　医療・保健・福祉・司法領域における SST の実際

```
【プログラム構成イメージ】
```

C　犯罪行動別

B　生活スキル向上

A　基礎力養成

精神障害受刑者　　　　　　　　　　　　　　知的障害受刑者

認知行動療法（CBT）　　生活技能訓練（SST）

作業療法

基礎力養成講座

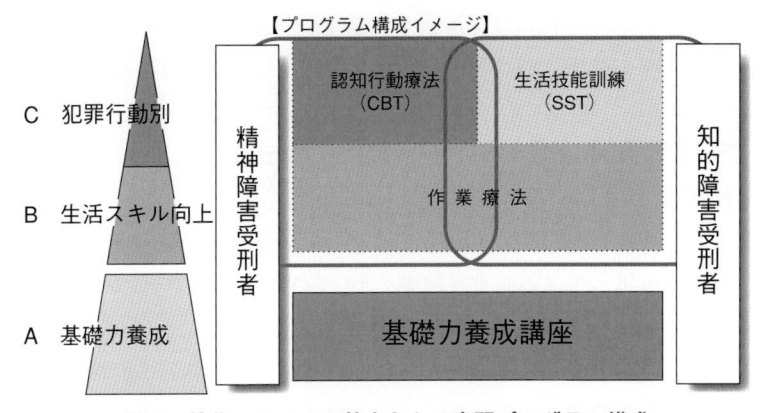

図2　特化ユニットの基本となる専門プログラム構成

入所から　　　　　　　　　　　　　　　　　釈放まで

クラウニング（道化師）　→　非言語的方法により自己表現を高める

アニマルセラピー（動物介在療法）　→　基本的な日常会話スキル，自己主張スキルを高める，長期入所による社会性やスキル低下防止

認知行動療法（認知スキル＋怒りのコントロール）　→

SST基礎講座プログラム　→　退所後の生活に向けた幅広い対人関係技能の改善

SST応用講座プログラム　→　就労準備性の向上，就労準備・定着・離職までの就労スキルの学習

SST就労プログラム　→

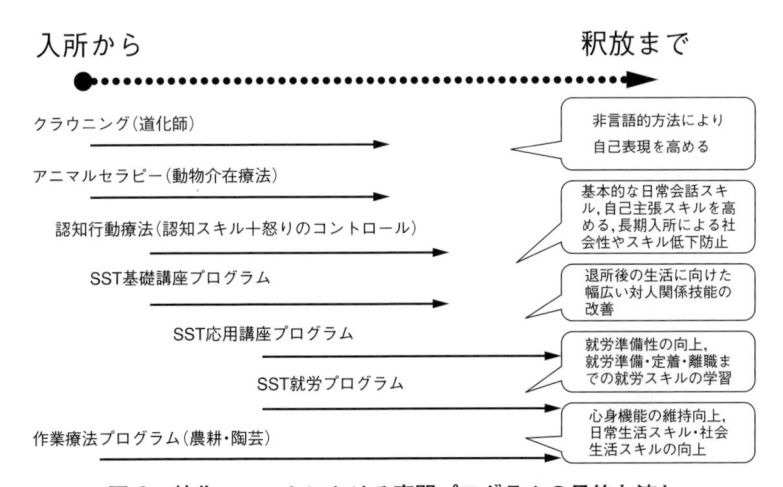

作業療法プログラム（農耕・陶芸）　→　心身機能の維持向上，日常生活スキル・社会生活スキルの向上

図3　特化ユニットにおける専門プログラムの目的と流れ

ラピー，クラウニング，SST，作業療法が，障害受刑者の特性や適性に合わせて3～4カ月を1クールとして，実施・振り返り・報告が行われる。SSTは，基礎講座，応用講座，就労講座の3つのプログラムで構成され，現在，親和的な会話スキルやストレスから身を守る自己主張スキルの向上を目指す基礎講座

が実施されている。今秋には退所後の生活や就労を目指す SST 就労プログラムと，認知スキルや怒りのコントロールを目的とした認知行動療法が開始される予定である。

3）特化ユニットにおける SST 基礎講座プログラム
（1） SST に参加する受刑者の特徴と適応

これまで約 20 名の受刑者が SST に参加している。障害受刑者は，軽度知的障害，自閉性障害，アスペルガー障害，不安障害，不眠症，うつ病などの多様な疾患や障害名に加えてさまざまな罪状がある。

塀の外から見るといかに凶悪に思われる受刑者も，筆者との面接では，その多くが事件に至る複雑な家族背景，貧しい経済状況，円滑な生活を送る対人スキルの乏しさ，そして些細な問題状況から抜け出す問題解決能力の欠如という問題を抱えている。そしてそれらの要因が事件の引き金として罪状に関与していることに気づく。所持金も底を尽き，空腹に我慢できず，仕方なくほんの数百円の無銭飲食をしてしまうなど微罪がほとんどで，実に短絡的犯行を犯す者が多い。もちろん罪は罪として罰せられるべきである。しかし，障害受刑者が抱える認知行動上の問題とともに，この国における社会的弱者への社会的支援体制や福祉の貧困という現実，そしてその本来あるべき姿を考えさせられることが多い。

特化ユニットにおける SST は，先に述べたように，犯罪や事件と受刑者の日常生活や対人関係スキルの問題（認知行動上の特性）に関連のある者が多く，筆者は，多くの受刑者は SST に適応するであろうし，再犯防止にも，また，人生を豊かに送るうえでも大いに役立つと考える。

実際に，筆者のプログラムで最初は乗り気でなかった受刑者も参加するうちに，一時生き生きした自分を表現して，今度はもっとこうしたいと更生に向けて自己課題や希望を述べ，SST を将来に役立つと実感をこめて答える者もいた。そういった彼らを支え，人生を諦めず励ましていくことはきわめて重要なことと思われる。一方，SST の適応の除外となる者もある。出所後の引き取り先がなく，先行きのない不安や人生の諦観から投げやりになり，すっかり心を閉ざす者。仮釈放など何らかの見返りを密かに期待し，それが通らないとわか

ると他の受刑者を影で操作して足を引っ張るなど何らかの悪影響を与える者である。それらは適応外と考えている。

(2) SST の実際（第 1 クールを振り返って）

①受刑者の特徴とプログラム内容

ここで先に終了した第 1 クールの SST を取り上げ，筆者が行った SST 基礎講座グループについて紹介する。

参加したのは 10 名（途中より 1 名見学移行）で全員が知的障害軽度（CAPAS 能力検査で平均 IQ 50 程度）の受刑者である。SST 評価は，開始前後の「半構成的面接」，「生活技能アンケート」，「スケーリング・クエスチョン」を用いた。「生活技能アンケート」では「人前で上手に感想を言う」，「自分から話しかける」，「人を誘う」，「悪かったことを謝る」を 3 名が，そして「嫌だと思うことを断る」を 7 名がもっともうまくなりたいと希望した。

また，社会生活スキルに関する「スケーリング・クエスチョン」では，平均 20 点（0〜50 点）と全体として極端に自己評価が低かった。個別には，A「誘われると嫌なことも断れずに失敗してきた」，B「うまくしゃべれないため，もっとうまく付き合えるようになりたい」，C「話が一方的になりやすく会話のキャッチボールができない」，D「自分の気持ちやお詫びが素直に言えない」，E「意志表示が下手で，何かを頼んでも力づくになって喧嘩になる」，F「コミュニケーションに必要なすべてが足りない」，G「誘い方，断り方がうまくない」，H「自分から話をするのが苦手」，I「人から言われたことが断れない」と自分自身の課題を一人ずつ述べた。日常生活を円滑に送る親和的技能群，自分をストレスから守るうえで必要な自己主張技能群に幅広い課題があると思われた。以上の結果をもとに，表 7 のように参加者に共通する練習課題を抽出してセッションを進めた。

②SST の構造

実施期間および頻度は，平成 20 年 2 月 4 日〜4 月 28 日までの 3 カ月，頻度は週 1 回 1 時間（全 12 回）で行った。スタッフは筆者がリーダーを，社会復帰促進部スタッフ（精神保健福祉士，臨床心理士）2 名がコ・リーダーを，そして記録係をもう一名が毎回担当した。SST の進め方は共通課題方式を取っ

表7　SST基礎講座プログラムの内容

第1回	ウォーミングアップ中心の活動，評価
第2-3回	日常会話スキルの練習―親和的スキル （いろんな話題，質問する，交代で話す）
第4回	体調不良時の対処，お金に困るときの対処
第5回	日常会話スキルの練習（復習セッション）
第6回	復習セッション
第7回	相手を責めず，上手に苦情をいう練習
第8回	日常会話スキルの練習―親和的スキル （ひとつの話題で会話を続ける） 話が長くなるときの前置きの入れ方
第9回	復習セッション
第10-11回	きっぱり断る練習 （昔の仲間の誘い，保証人や借金の依頼）
第12回	大切な人に感謝を伝える練習 退所後の決意を伝える練習

たが，その特徴は軽度の知的障害という特性から「モデリングの活用」，「反復学習」，「絵カード・文字カード活用」，「平易な言葉の使用」，「文字量の制限」，「できるだけ具体的で遭遇しそうな場面の選択」などを意識的に工夫した。参加した受刑者は，軽度の知的障害という特徴に加えて，厳格な日課と自己選択の余地のない刑務所生活を送っており，容易に自分の意見を言う，自己選択をする，積極的に感情表現をすることが困難であると言われるが，実際にそれらが困難な受刑者が多かった。そして開始当初はSSTの場において緊張感が非常に高い受刑者が多く見受けられた。そのため，なるべく簡単なルールで行えるゲームを，ウォーミングアップとして毎回取り入れた。ウォーミングアップは，国の指導・助言により，「フルーツバスケット」のような激しい動きを伴いトラブルの可能性があるもの，「出身地，お国自慢をテーマにした自己紹介」のように個人情報が明らかになるものは避けるようにした。

③障害受刑者へのSSTの効果
a）スケーリング・クエスチョンから
図4は，受刑者の対人技能について，3カ月間の自己評価の変化を表したも

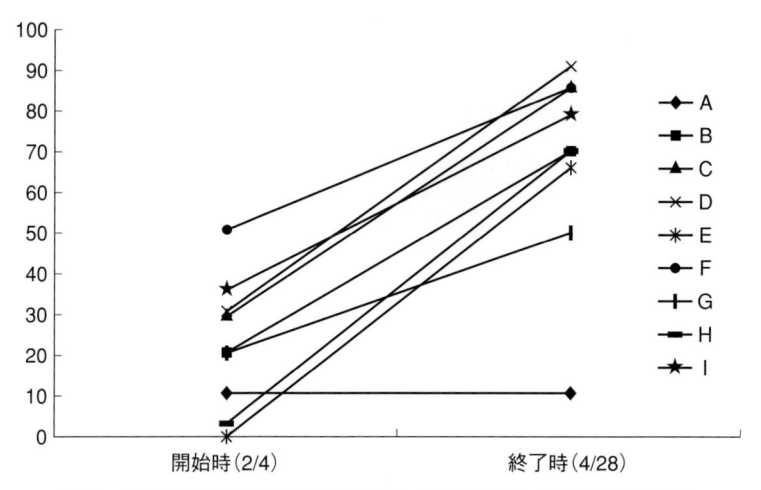

図4 障害受刑者の対人技能に関する自己評価──開始前後の比較

のである。結果として，一人の受刑者を除き，すべての受刑者の対人技能に関して自己肯定感が高まった。具体的には，「人と話すコツが身についた」，「大分自分なりの意見を言えるようになった」など，多くの受刑者が参加したことによる意識や感じ方に変化がみられた。変化のなかった受刑者は事後面談の中で「自分は今まで人にさんざん利用されてきたから，人のいないアフリカにでも逃げたいと思っている。もっとハキハキ話したり，自分の意見を言ったり，断れるようにならないといけないが自信がない。練習したがほとんど変わっていないように感じる」と述べたが，同時に「もっと真剣に練習に取り組めばよかった」とも感想を述べた。

b）終了時アンケートと面接から：SSTに参加して役立ったか

1名を除き，8名が役に立ったと答えている。内訳（複数回答）は，練習自体が役に立った（6名），自信がつく（4名），気分転換になる（3名），気分が明るくなる（2名），その他，楽しめる，交流の場になる（1名）との意見であった。練習自体が役に立ったと答えたある受刑者は，「人前で話せるようになった」「会話が続くようになった」と答えている。また別の受刑者は，「刑務所生活も残り1年しかなく，SSTにもっと参加して"誘惑をきっぱり断る"

"自分の意見をしっかりしゃべる"練習が自分には必要だ」と述べ、SSTの継続参加を希望した。

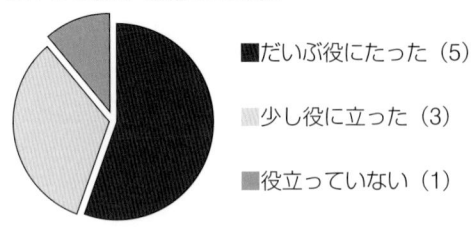

SSTに参加して役に立ったか
- だいぶ役にたった（5）
- 少し役に立った（3）
- 役立っていない（1）

c）具体的な練習課題（対人技能）はどうであったか

〔人前で意見を言う〕9名全員が役に立ったと述べた。ある受刑者は「みんなと話せるようになった」と述べた。また、別の受刑者は「社会では仕事場でも会話はなく、ただ指示されたことに"はい"とだけ返事をしてきた。人前で自分の気持ちを言うことがずっと苦手だったが、だいぶ言えるようになった」と述べた。

人前で意見を言う
- だいぶ役立った（4）
- 少し役立った（5）
- 役立っていない（0）

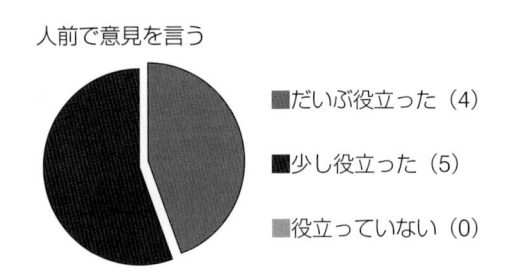

〔感想をまとめて言う〕8名が役に立ったと述べた。ある受刑者は「オドオドしていた自分が、褒められて伸び伸びと話せるようになり、自分の考えをまとめて言う機会になった」と述べた。セッションを始めた当初、場の雰囲気を読めず「農耕の後なので眠い」、「別にない」とぶっきら棒で、一言で発言を終了する受刑者が複数いた。しかし、その後筆者が「セッション最後に感想をまとめて言う」練習を毎回組み入れたことで、「終りの挨拶を入れる、前置きを言

う，二言以上の感想を言う，役に立ったことを探して感謝を言う」などの点で，受刑者から見ても，また社会復帰促進部スタッフから見ても発言が見違えるまで社会的になった。

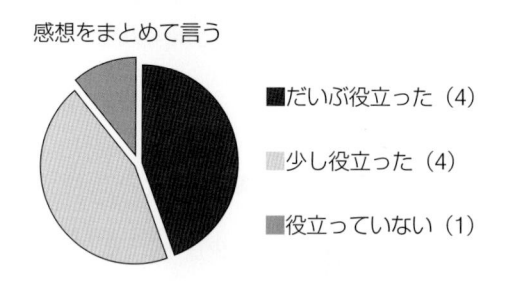

感想をまとめて言う

- だいぶ役立った（4）
- 少し役立った（4）
- 役立っていない（1）

〔会話のキャッチボール（会話を続ける）〕6名が役に立った（そのうち4名が少し役に立った）と述べた。これは会話を続けるうえで「質問をする」，「交代で話す」スキルの学習は，もっと時間が必要であることを示唆している。しかし，役に立つと答えたある受刑者は，「今まで一方的に長々と話しをしてきたので，大分人を傷つけてきたと思うし，誰からも教わらなかった。でも今でも交代で話すことをちゃんと意識しているし，よく覚えている」と今後に自信をのぞかせた。

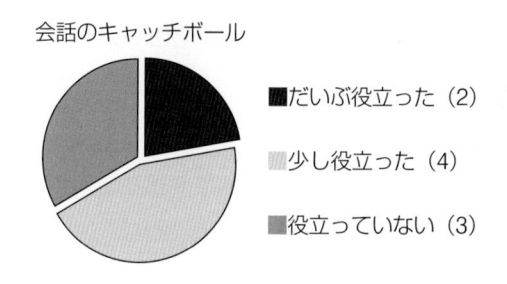

会話のキャッチボール

- だいぶ役立った（2）
- 少し役立った（4）
- 役立っていない（3）

〔苦情を言う〕7名が役に立ったと述べた。ある受刑者は，「どうしても苦情を言うとき，怒りがでてしまっていた。"申し訳ない""〜してもらえると有難い"という言い方が参考になった」と話し，別の言い方による言葉のレパート

リーや，素直に気持ちを伝える言い方が役に立つようであった。しかし3名は役に立っていないと答えたが，その一人の受刑者は，SST終了後にケンカに巻き込まれて懲罰房に入ってしまった。しかし，あとで上手に「苦情を言う」ことができるようになることが自分の課題だと振り返った。身につくまでには，さらに練習が必要な課題であることを実感させられた。

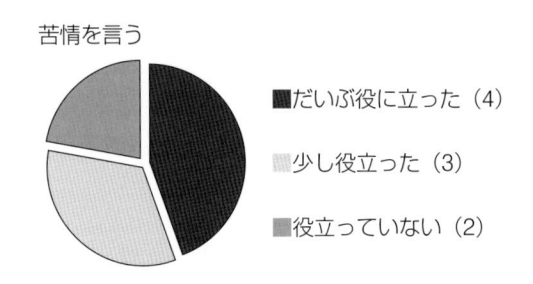

苦情を言う
- ■だいぶ役に立った（4）
- ■少し役立った（3）
- ■役立っていない（2）

〔嫌な申し出や誘惑を断る〕8名が役に立ったと述べた。ある受刑者は「(昔の仲間からの誘いに)"何度もきっぱり誘いを断る""その場を早く立ち去る""聞かれても携帯番号は教えない"などのポイントが参考になった」と話した。また「将来は必ず必要になる」と付け加えた。別の受刑者は，「いろんな言い方，断り方があることが参考になった」といい，対処のレパートリーが広がったことを話した。そして，「今までは断ると相手に悪い気がして断れずにいた」と自分の認知（受け止め方）が変化した受刑者もいた。

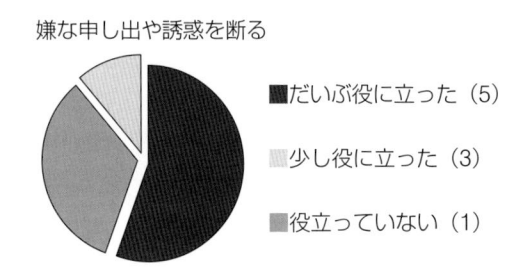

嫌な申し出や誘惑を断る
- ■だいぶ役に立った（5）
- ■少し役に立った（3）
- ■役立っていない（1）

〔その他〕「体調不良を担当の刑務官に伝える」練習では，引率の刑務官に練

習の相手役を協力してもらい，緊張しながら真剣に取り組む受刑者がいたり，「退所後の決意を伝える」練習では感極まって目に涙を浮かべて身内に二度と迷惑をかけない決意を伝える受刑者がいたが，見ている見学者やスタッフが応援せずにはいられない感動の場面でもあった。

4）刑務所におけるSSTの意義と今後の課題

　今回，筆者が行ったSSTは，知的障害軽度の受刑者に対する基礎講座プログラムであるが，それ以外の多様な障害受刑者の認知（受け止め方）と行動のとり方を改善させるうえでも大いに役に立つ可能性を実感した。受刑者にとっては，①対人技能に関する受刑者自身の自己肯定感が高まる，②親和的な会話やストレスのかかる状況での自己主張など新しい対人技能を学習する，③問題状況で今まで自分では気づかなかった対処と行動のレパートリーが増す，④相手の気持ちを考えすぎて臆病になっていた認知（受け止め方）が，違った見方を得て気持ちに素直になり行動に移せる（自発性），⑤刑務所入所が長引くことで社会参加への動機づけと社会的技能全般の低下が予想されるが，新たな人生の目標を引き出し，これ以上の社会的技能の低下を防止する，⑥受刑者の心の奥底に秘められた絶望感，孤立感，その他の不安定な感情について，同じ状況にありながら諦めず回復していく他者の前向きな姿勢を目にするうち，また集団から受け入れられ癒されるうちに再び社会に参加していく力を与えられる（エンパワーメント），などの可能性がある。また，刑務所の側における意義は，⑦特殊な場所であるがゆえに受刑者のリスク管理（規律遵守，事件，事故防止）に指導の重点が置かれるが，SSTは作業療法など他の専門的プログラムと同様，さまざまな障害受刑者の健康的側面（将来の希望，長所となるスキル，潜在的能力など）を発見し，育み，チームに伝える役割がある（ストレングス）。その点では，受刑者と指導に当たる者との関係性に良い影響を与え，信頼感を育む可能性がある。

　今後の課題はまさに上記の点でもある。専門プログラムとしてSSTが始められても，SSTが生かされて機能するには，刑務所における矯正教育システムの確立が課題である。たとえば，指導に当たる立場の人は受刑者のことを真に思う熱心な人が多いが，刑務所内が従来のごとくリスク管理の雰囲気に満たさ

れていれば，SSTにかぎらずどんな専門的プログラムもその良さは引き出されず，受刑者の社会参加や社会復帰に役に立たないであろう。いかに民間の教育部門と国の処遇部門がバランスの取れた柔軟な連携と協調がとれるか，そのようなシステムづくりが不可欠である。また，受刑者の一日は，SSTの宿題場面をほとんど作り出せず，般化に向けた実生活の練習の場がないことは認知行動療法にとって大きな問題である。SSTで練習したことが活かされる日常の場をいかに作り出せるか，SSTと作業療法など他の専門的プログラムとの相補的活用についても検討を重ねる必要がある。

5) おわりに

平成18年より全国の刑務所においてSSTが開始され，おもに就労課題が取り扱われてきたが，当センター特化ユニットにおける障害受刑者へのSSTは，職業課題だけでなく生活課題を取り扱っている。今回，特化ユニットにおいて実施したSSTの評価を本稿に引用し，障害受刑者へのSSTの効果と，今後の可能性および課題について報告した。浜井は，「スケアード・ストレイトプログラム」（非行少年に刑務所の過酷な体験や犯罪者の末路の惨めさを知らせることで，更生意欲を喚起しようとするプログラム）について紹介し，ランダム化比較試験を中心にしたメタ分析で，プログラムを受けた者が逆に犯罪率が増加した結果を紹介した[1]。要するに，適切な役割モデルを示し，それに従った学習を身につけさせなければ，役に立たないばかりか有害と語る。また，ドリス・マッケンジーは，監視や威嚇による処遇は効果がなく，個人の認知と行動を変化させることが再犯率の低下には有効であると指摘し，効果的なプログラムは犯罪行動と直接に関係のある認知や行動を標的に，その変化を引き出す働きかけであると述べる[2]。罰や叱責だけで行動変容を起こすことの限界も明らかである以上，刑務所においては精神医療と司法が歩み寄る新しい矯正教育の文化が創造され，障害受刑者の実情が正しく理解されること，そして新たな専門的プログラムが最大限に機能するような矯正教育システムを国と民間で協力して作りあげることが重要と思われる。

また，SST（認知行動療法）は，いかに犯罪行動別プログラムを作りあげられるか，そしてその効果を追求する継続的，科学的リサーチを行うことが，こ

の分野の大きな課題である。

謝辞：本稿をまとめるにあたりご校閲くださいました播磨社会復帰促進センターの亀田光生センター長ならびに幹部職員の皆様，貴重な資料を提供くださいました（株）播磨ソーシャルサポートの皆様に厚く御礼申し上げます。

引用文献
1) 浜井浩一：「治安悪化」の真実とその対策．こころの科学，2008
2) Mackenzie, DL : What Works in Corrections : Reducing the Criminal Activities of Offenders and Delinquents. Cambridge University press, 2006

参考文献
1) A・S・ベラック，他（著），熊谷直樹，天笠 崇，岩田和彦，（監訳）：分かりやすいSSTステップガイド上．星和書店，2005
2) 前田ケイ：分科会「更生保護施設でのSST」資料．SST経験交流ワークショップ in 山口，2002

2．一般受刑者へのSSTの実践

1) はじめに

筆者は，平成19年（2007年）度ならびに平成20年（2008年）度と刑務所の受刑者（以下，職業訓練生）に対しSSTの講義を行った．今回は，そのときの内容と職業訓練生に実施したアンケートの結果および課題について報告する．すべての実践に関わったのは筆者1名であるが，筆者の他に他施設職員2名の協力をいただいた．

筆者は，1994年に北海道立緑ヶ丘病院の職員や他施設職員らと協力して「とかちSST研究会」を立ち上げSST研修会を年2回開催していた．対象は，当事者や家族，精神科関係の施設職員，少年院や更生保護施設職員などだった．

2) 職業訓練生に対するSSTの実際

さて，職業訓練生に対するSSTは，刑務所内の一室で1回2時間を1週間程の期間で2回行った．講義の内容は，職業訓練生によるSSTの体験を中心にした．対象は，数年後には社会復帰する予定の20代から50代の男性12名

ほどである。12名は2グループに分かれ，1グループ5，6名で構成されている。各グループの職業訓練生同士は顔見知りだが，他グループの職業訓練生とは，今回初めて顔を合わせる。社会復帰後の生活に配慮し，個人が特定できることは話題にしない。したがって名前などの自己紹介も行わなかった。SSTの講義をする場所の広さは，小学校の教室の半分程度である。

　次にSSTの講義の内容について説明する。

　はじめに，筆者がスライドを用いて認知行動療法やSSTの説明をする。この間職業訓練生は，テーブルに着き姿勢を正して話しを聞いている。講義の中で大切にしたのは，「SSTは自助力を高める1つの方法」ということである。説明が終わるとテーブルを移動し，各自椅子に座り1つの輪になり，ポスターを活用しながらウォーミングアップやSSTのセッションを開始する。前述したとおり，全体を通し職業訓練生の生活背景や出身地，家族などのプライバシーに焦点を当てることはなく進める。1つの輪になると，慣れない場面設定と初対面の方も多く緊張の高い集団となる。そこで，緊張を軽減させるウォーミングアップは非常に重要となる。セッションを進めていくうえで大切な「拍手」や「いやなときはパスできます」，「人のよいところを褒めましょう」ということについてもウォーミングアップの中に取り入れて行った。みんなの前で話すことにも慣れるため，筆者からテーマを出し順に話していった。ここでパスを上手に使う方もいた。テーマは，「好きな食べ物」や「小学時代の思い出」，「子どものころ好きだった遊び」，「どこか行ってみたいところ」などである。筆者を含め二人ずつペアになり，「相手の話を上手に聞く」という課題を出し「話しを上手に聞く側」と「話しをする側（好きなスポーツや趣味など）」の両方を体験することも行った。次に，問題解決技能訓練や課題を設定しての基本訓練モデルの実践を行った。問題解決技能訓練におけるテーマは，「近所の犬が吠えてうるさいので，日常生活に支障がでている」である。7，8通りの解決方法の中から「役場へ行き相談する」，「犬を飼っている方の家に行き，犬が吠えてうるさくて眠れず，仕事に差し支えていることを伝える」の2つを場面設定してロールプレイを実施した。「犬をよく観察し気持ちを理解する」という意見もあった。この中で，犬を飼っている家に行き困っていることを伝えるという役

をした職業訓練生が，ポツリと「この場では感情のコントロールができるけど実際は難しい……」というような話しを独り言のようにした。そこで，これをテーマ（怒りの感情をコントロールする）に進めることにした。そのときのテーマは，「スーパーでレジ打ちのアルバイトをしていたが，レジ打ちに手間取り，お客様に迷惑をかけ，別室で店長に注意される」である。店長役は筆者が行い，職業訓練生数名の方には，注意される店員役を体験してもらった。ロールプレイを観察していた方も含め，そのときに感じた変化を「心（自分が抱く認知や感情に相当）」と「体（身体的，生理的変化）に相当」に分けて意見を出した。怒りなどの情緒的反応や行動化する前の注意サインに注目しながら，いろいろな対処方法について提案してもらい，社会的に良い対処方法と悪い対処方法に分け整理し，理解を深めた。最後に一人ひとり感想を言い終了した。なお，途中1回休憩を取った。

3）アンケートから

次に職業訓練生10名に実施したアンケート（**図5**）とその結果（**図6**）を報告する。アンケートは筆者が作成した。SD法を基本に無記名で自己記入方式とした。アンケートの実施については，あらかじめ刑務所職員の方にご了承を得た。

アンケートの1から4までは，0点から9点の整数で表した。講義のわかりやすさは平均7.2点（2～9点），実践の緊張度は平均2点（0～9点），理解度は平均7.5点（3～9点），社会復帰後に役立つかは平均7.1点（4～9点）という結果だった。まとめると，「講義はわかりやすくおおむね理解できた。SSTの実践は緊張したものの社会復帰後に役立つと思う」である。アンケートの5は，可能な範囲でそのまま記載する。

（A）:「最初は，あがってしまい照れてしまうところもあり，うまく発言できないことが多々ありましたが，慣れていくうちに発言できるようになってきたので面白かったです。人によってだとは思いますが，うまくしゃべれない人たちなんかには効果的だと思いました」

（B）:「はじめは緊張してなかなかうまく話せなかったのですが，何度かみんなとやっていくうちに話せるようになった」

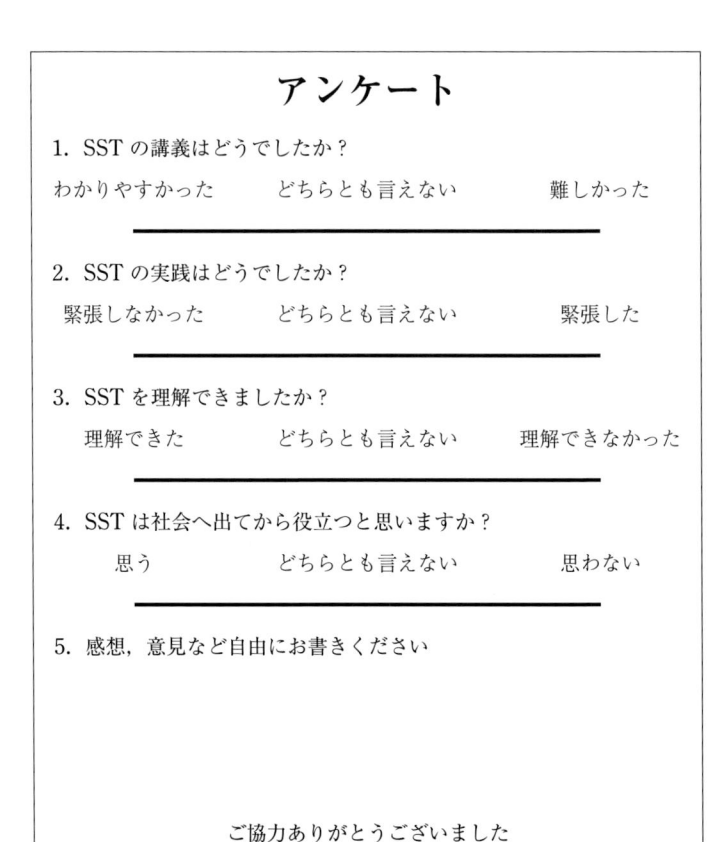

```
           アンケート

1. SST の講義はどうでしたか？
  わかりやすかった    どちらとも言えない    難しかった
  _____

2. SST の実践はどうでしたか？
   緊張しなかった     どちらとも言えない      緊張した
  _____

3. SST を理解できましたか？
   理解できた       どちらとも言えない    理解できなかった
  _____

4. SST は社会へ出てから役立つと思いますか？
      思う         どちらとも言えない       思わない
  _____

5. 感想，意見など自由にお書きください




            ご協力ありがとうございました
```

図 5　アンケート

（C）:「先生が一生懸命やっていた。ありがとうございました」
（D）:「とてもよかったと思いました。自分も心がけたいと思いました」
（E）:「多分初歩的な部分のところを今回はやったのではないかと思ったけど，いつか機会があったらしっかりと勉強したい分野だと思いました」
（F）:「SST の講義を受けて自分自身が実際の人と話をしてみて緊張はしたけれど気分もよかったです」
（G）:「今回 SST は初めて受けたのですごく緊張しました。人前で声を出すことはとても勇気がいることだと思いました。この講義を受けたことを社会に

第 5 章 医療・保健・福祉・司法領域における SST の実際

対象 10 名

	設問 1	設問 2	設問 3	設問 4
A	5	3	6	4
B	7	0	7	4
C	4	0	3	5
D	9	9	9	9
E	9	0	6	7
F	5	0	9	9
G	7	0	8	9
H	9	0	9	9
I	9	0	9	6
J	8	8	9	9
平均	7.2	2	7.5	7.1

アンケート結果

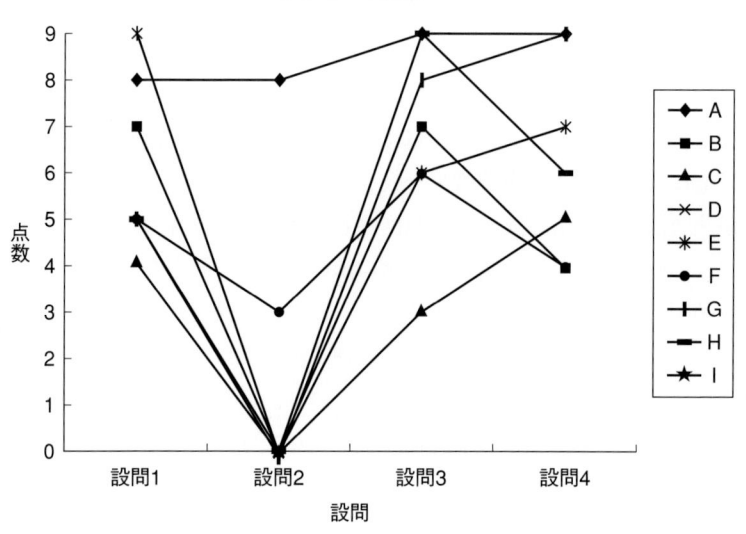

図 6　アンケート結果

出てからも役に立てたいと思いました」
　（H）：「今回はとても自分自身のためになり，社会へ出てからも役立てようと思いました。また，いろいろと緊張して照れましたがとても良かったと思います」
　（I）：「初めての体験でしたけどいい勉強になりました」
　（J）：「私たちのために貴重なお時間を作っていただき，本当にありがとうございました。今まで人の前で話をする機会ができなかったのですが，今回社会へ出たらいろいろな場面でも話ができるのではないかと思い深く感謝しております。本当にありがとうございました」
　職業訓練生の配慮もあり，ほとんどの方は，「面白かった」，「気分もいい」，「話せるようになった」，「効果的」，「良かった」，「社会でも役立つ」などの肯定的な意見，感想を記載していた。反面，SSTの体験は緊張すると書いた方が多かった。

4）今後の課題
　次に課題について記述する。
　①指導する側の知識不足や経験がない，②個々人の状況に合わせ，具体的な課題を設定し練習することが困難である。
　以上2点であるが，①については筆者自身の問題であり研修も必要と考えている。②については，職業訓練生一人ひとりは，この場での対人技能は高く，問題解決方法の意見もさまざまな角度から出される。自身の改善点も理解しているように感じる。その改善点（薬物の誘いを断る，暴力をふるってしまいそうな感情や行動をコントロールするなど）に即した練習ができなかったことは継続する中で検討していきたい。基本訓練モデルは，共通課題を除くと場面設定を具体的にしてロールプレイで練習するので，個々人に即した課題設定は困難が予測される。そこで，個々人の背景をさらに理解したうえで，共通課題として練習する方法が考えられる。
　筆者が講義前に考えたことは，問題解決技能訓練は，社会復帰後に役立つというものである。その理由は，①問題の捉え方や整理の仕方を今までとは違う視点から考え整理することができる，②認知の幅を拡げ解決方法にはさまざ

な方法があることを理解できる，③解決方法には社会的に良い解決法と悪い解決法があるということを再認識できる点である．まだ手探りの状態だが，職業訓練生の声が反映し，問題解決技能訓練で怒りの感情をコントロールするという体験を共有できたことは，"SSTは社会生活をしていくうえで役立つ"という思いを強くする1つの要因になったと考える．

また，自身もそうだったように，拍手や褒められるという体験は，少し恥ずかしいものの，どこか心地よくまんざらでもない自分と出会う機会ともなる．さらに，緊張の軽減にも役立つ．

5) おわりに

SSTの講義の感想を一人ひとりうかがったときに，「今まで一方的に話しを聞いたことはあるけど，外の人とこうして話し合いをするのは初めてでこれがいい……」というようなことをニコニコと話していた方がいた．矯正処遇を日々送っている彼らにとって，今回の体験は非常に新鮮だったと感じつつ，彼らの置かれた生活環境を垣間見た気がした．

職業訓練生に初めてSSTの講義を行ったときは，彼らに対するネガティブなイメージが強く非常に緊張した．しかし，SSTの体験では，全員が笑顔を見せ，緊張しながらも積極的に意見や行動をしている姿に，いつしか自身の緊張もなくなりSSTの手応えさえも感じていた．刑務所職員の方から，職業訓練生の置かれた環境や社会復帰後の支援体制などについての説明はあったが，まだまだ知らないことが多く筆者の課題である．職業訓練生が社会復帰後の生活にSSTが少しでも役立つと思っていただけるよう，今後も刑務所職員の方々と協力し一緒に考え実践していきたい．

最後に，今回の執筆にあたりご協力いただきました刑務所職員の皆様に厚く御礼申し上げます．

参考文献
1) 前田ケイ：ヴァージニア州における薬物事犯者のリハビリテーション・プログラムから学ぶ．更生保護と犯罪予防 **149**：17-45, 2008
2) 前田ケイ：生活する力をつける―更生保護施設におけるSSTマニュアル．更生保護法人日本更生保護協会, 2003

Key words（用語アラカルト）

1　回想法

ロバート・バトラーにより提唱された高齢者を対象とした心理療法である。回想法には，ライフレビューと一般的回想法がある。

2　ヒアリング・ヴォイシズ

幻聴体験をありのままに捉え，苦痛をわかりあったり，対処方法を共有したり，生活の中での意味などを話し合う。

3　ケアマネジメント

1960年代アメリカで地域精神保健活動として誕生し地域生活を継続するために，総合的なサービスの提供を行う援助活動である。

4　自己評価表

会話や服薬，身辺処理などに関する質問項目があり，自分で「できる」,「時々できる」,「できない」などの選択肢を選び記入する。

5　共通課題

生活場面で頻繁に使用する「あいさつ」や「断る」などの予め決められた課題をまとめ希望者や全員で練習するものである。

6　場面カード

練習する場面や内容を具体的に記入してあるカード式のものである。ロールプレイに慣れる，課題決定の参考などにする。

7　REHAB（日本語版）

Rehabilitation Evaluation Hall And Baker の頭文字で，精神科リハビリテーション行動評価尺度である。

8　WRAP（Wellness Recovery Action Plan）

「元気回復行動プラン」と訳され，コープランド氏により提案される。リカバリーをベースに6つの元気回復行動プランを作成し実行していく。

9　四つの基本的な対人技能

他者の話に耳を傾ける，前向きで上手なやり方で相手に頼み事をする，肯定的にせよ否定的にせよ自分の感情を伝えるという能力で対人技能の中核的な役

割を果たす.

10 注意サイン
精神症状が出現する前の症状.前駆症状のことを患者にわかりやすく言い換えた言葉.

11 家族の感情表出に関する評価尺度（Expressed Emotion：EE）
1960年代に英国のGWブラウンによって開発された，統合失調症患者の経過と再発に関わる家族の影響を調べるための「家族の感情表出」に関する評価尺度.本人と同居している家族構成員の，本人に対する思いや対応の仕方をたずねる面接で，批判的コメント・敵意・情緒的に巻き込まれ過ぎの3つの感情表出のいずれかが高い状態を「高EE」と呼び，いずれも低い状態を「低EE」と呼ぶ.

12 心理教育的視点
本人や家族に，病気やそれに伴うさまざまな情報を伝える機会や，病気や障害を抱えながらも生活していくための対処方法などを学んでいく場を一緒につくり，本人や家族が自分らしく生活していくための力をつけ，満足してその人なりの生活ができるように関わっていく視点.

第6章

SSTの導入と，技法を用いるポイント

第6章　SSTの導入と，技法を用いるポイント

学習の目標
- 作業療法とSSTを組み合わせるために必要なbio-psycho-social（生物・心理・社会）の観点を知る
- SSTを導入する際の技法のポイントである「ウォーミングアップ」「フィードバック」「ロールプレイ」「モデリング」「促し」「般化を促す宿題設定」「IVAST」について具体的に理解する
- 認知機能障害にアプローチをする認知リハビリテーションとそのSSTの応用について知る
- 個別SSTについて，その具体的実践とその目的について理解する

1　作業療法にSSTを組み合わせるために

　作業療法はその生成期から，対象者の「人権」や「生活」，「ニーズ」に視点を当てたアプローチであった。しかし，精神科領域で働く作業療法士が勤務しているのは主に精神科病院を中心とする医療分野であろう。1950年の精神衛生法にはじまる精神医療体制の中でいつしか入院中心医療が主流になってしまった。対象者は病院が生活の場所ではないし，「患者」と言う役割を背負うために病気になったわけではない。一人ひとりが，自分なりの希望や夢をもって「当たり前に暮らす」ことを望んでおられる。このことは，デイケア等で地域の中で生活する精神障害者の方々と接してみると容易に気づくことである。

　精神障害リハビリテーションは大きく変化してきている。入院中心の医療モデルから地域中心の生活モデルへの方向転換という流れの中で，作業療法も，最近は医療と同時進行で行われる地域での保健福祉活動や就労援助活動など，さまざまなリハビリテーション・サービスにも寄与できるような「生活モデル」としての機能を果たすことが求められている。

　そのためには，今まで述べてきたように，①「脳機能（特に認知―行動）」の理解，②「Bio-psycho-social（生物・心理・社会）」の観点，③「ケアマネジメント」概念の導入等である。これらを踏まえて，対象者から選択される作業療法プログラムの再検討が必要である。

1. 認知-行動の理解

　認知行動療法は，対象者の行動と認知に焦点を当てて，①行動：振る舞いや態度，②認知：考え方や信念，③感情や情緒的反応，④身体症状，⑤モチベーションの問題を解決するために，計画され構造化された治療法であり，「認知行動療法」は，「認知療法」と「行動療法」を融合した治療法である。抑うつ症状が誤った認知（認知のゆがみ）を伴うことで深刻化したり再発を繰り返すことは以前から指摘されていた。その治療法として開発されたことをきっかけとして，認知と行動の関連の障害という意味では情報処理障害ともとらえられることから，統合失調症などへの応用が行われるようになった。なかでも，リーバーマンらによって日本に紹介されたSSTは一躍脚光を浴びて異例なほど早期に診療報酬化されたこともあり，急速に広がりをみせた。

　SSTを作業療法プログラムに取り入れるに当たって役立つのは，①自分が何をどうしたいかを整理し，②現在の課題をわかりやすく理解し，③どうすればいいかを適切な助言や援助を受けながら，④自分が選択した方法で練習し，⑤褒めてもらいながら繰り返し実際の生活でやっていく，という進め方である。対象者のニーズと課題を明確にし，目標を共有することは作業療法実施においても重要である。

2. Bio-psycho-social（生物・心理・社会）の観点から

　Bio（生物）の観点は，簡単に言うなら「情報処理過程」の確認，ということである。情報の入力（「感覚」の取入れ）⇒情報処理（認識，思考，判断などの脳の「認知機能」）⇒出力（身体活動の「行動」として実行される）の一連の過程のどこにどのような「故障」が生じているかを確認する。最近の脳の認知機能の研究は，統合失調症をはじめとする精神障害だけでなく認知症や広汎性発達障害などにも役立つ知見として治療や訓練にも応用され始めている。この「入力⇒処理⇒出力」の調整，統合への働きかけには作業活動を治療的に活用することが有効であるが，同時に，その過程の客観的評価と自己フィードバックにSSTは役立つだろう。

Psycho（心理）の観点では，対象者のストレスに対する脆弱性や耐性を把握する。「脆弱性・ストレスモデル」は有名である。日本でもかつて「生活臨床」という考え方の中で，精神障害者の抱えやすいウイークポイントとして「色（恋愛問題）・金（経済的問題）・名誉（他者との関係や社会的な地位などの影響）・健康」が提唱された。ストレスに対するコーピング（ストレス対処のための行動）の確認や練習，強化のためには，作業活動よりSSTが有用である。

Social（社会）の観点は，環境因子としての生活全般を取り扱う。特に就労支援プログラムを考えた場合，対象者自信の取り組むべき課題だけでなく，職場を想定した周囲との関係性を確認，練習する体験が必要である。作業活動の提供と併用してSSTのロールプレイを通したプログラムが利用できるだろう。

3．ケアマネジメントとしてのプログラム

作業療法の持ち味は作業活動の活用であるが，それを具現化するのはプログラムである。プログラムの良し悪しを考える際に1つの基準となるのは，「対象者のニーズに沿っているか」，「社会生活に役に立つか」というケアマネジメントを意識しているどうかである。ここでは，作業療法プログラム立案にSSTを利用するための具体例を提案したい。

1）対象者自身が何をどうしたいかを整理する

急性期で混乱している対象者や長期の入院で活動性やモチベーションが低下している方に何かしたいことがあるかと聞くと，実行困難なことを希望されたり逆にしたいことが何もないと答えられることがある。そうでない方でも，何をしたいかを整理して具体的なイメージに取りまとめるのはなかなか難しい。

SSTの「問題解決法」を利用することで，対象者が希望することを引き出し，その内容を言語化し，具体的に行動目標化することができる。

2）現在の課題をわかりやすく分析する

現在の実施状況を確認するためには，SSTの「基本訓練」のロールプレイが利用できる。自分が身につけたい行動を中心に，実際に今行っている行動を確認し，どうすればよりうまく遂行できるかを対象者自身が理解することはインフォームド・コンセントにとっても大切である。

3）どうすればいいかを適切な助言や援助を受けながら取り組む

良い出力（適応的行動）を引き出すためには，良い処理（認識や判断）が必要であり，そのためには良い入力（適切な助言や指導）が不可欠である。また，SSTのポイントは，常にポジティブ・フィードバックを行うことである。ポジティブ・フィードバックを受ける（褒められる）ことで，良い入力＝良い反応を引き出す良質の刺激になるよう工夫することが基本である。このことは作業療法にも利用できる。

4）自分が選択した方法で練習する

対象者のニーズに合わせたプログラムの提供が，求められるリハビリテーション・サービスである。SSTの「問題解決法」を進める中で，そのメリット，デメリットを整理し，したいことや取り組みたい方法を自己選択，自己決定する機会を提供できる。

5）繰り返し，実際の生活でやってみる

SSTの基本訓練のロールプレイは対象者が受け入れやすい入力でもあるし，ポジティブフィードバックはモチベーションを高める。また，宿題という形で課題を自己体験学習する機会も設定できる。さらに，ビデオを使ったプログラムを組み合わせれば，反復練習も可能である。このような重層的な構造をもたせることは作業療法プログラムにおいても必要である。

入院している対象者も含めて，障害のある方にとって「地域で当たり前に暮らす」ことが一番の目標である。病院の作業療法室，デイケアでできるだけでは不十分である。社会参加の機会をできるだけ設け，実際の生活でもやっていけるかを確かめておきたい。そのためには，SSTアプローチを組み入れるなど，作業療法プログラム自体を深みのある豊かな治療構造にしなければならないだろう。

2 SSTの導入と，技法を用いる際のポイント

1．ウォーミングアップ

物事の展開や構成を表すとき，「起承転結」という語句が用いられる。SST

におけるウォーミングアップはまさに「起」であり，効果的な練習へと展開する重要な導入部となる。これはSSTにかぎらず作業療法も同様であろう。ここでは私なりのSSTが行われる状況や対象に合わせたウォーミングアップの工夫を紹介する。

1）ウォーミングアップの目的

前田[1]，SSTのためのウォーミングアップの目的を以下のように紹介している。

①グループを，できるだけリラックスした雰囲気にする，②メンバーの身体的な動きを活発にし，生き生きした感情を呼び起こす，③メンバーの気持ちを1つのことに集中させ，グループとしてのまとまりを強くする，④一人ひとりのメンバーの自己表現を通して，メンバーが互いのことをよりよく知る，⑤リーダーに親しんでもらう，⑥グループの活動に新鮮さをもたらす，⑦その日の練習課題への動機づけを強める，⑧SSTの練習結果を応用し，効果を高める，⑨活動しているメンバーの様子をよく観察して，リーダーによるメンバーの社会的行動能力のアセスメントに役立てる。

まだSSTに慣れていないメンバーに対しては①〜⑤に焦点が当てられる。これは初心者リーダーやコ・リーダーの場合も同様であろう。当面の生活に大きな変化がない，なかなか自分から希望や練習課題が見つけられない，練習に抵抗があるなどのメンバーに対しては⑥〜⑧の工夫が求められる。オープン集団や体験型の自由参加形式のSSTでは⑨が重要となる。いずれにしても楽しく，安全な雰囲気づくりが大切であろう。

2）ウォーミングアップの工夫

ウォーミングアップについては，次のような内容に分けて工夫すると進めやすい。

（1）身体のウォーミングアップ

いわゆる準備運動であるが，簡単なストレッチ体操を加えたり，音楽に合わせて体を動かしたりすることもある。室内ゲームでよく行われるフルーツバスケットのようなダイナミックな動きを取り入れることも多い。不安の高いメンバーに対して緊張をやわらげる効果や朝一番や昼食後の眠たくなる時間帯，久

しぶりに SST を実施する際の意欲づけを高める効果などが期待できる。

(2) 頭のウォーミングアップ

「頭の体操」と説明しながら行う。しりとり，連想ゲームなどゲーム的要素を加えると実施しやすくなり，注意・焦点づけの練習や記憶のトレーニングともして応用できる。

(3) 言葉のウォーミングアップ

SST は言語的機能を必要とするため，特に「話す」ことを意識したウォーミングアップが大切である。初期は自己紹介や他己紹介を行うことが多いが，慣れてくると用意した言葉カードや絵カードを選んでもらってそれをテーマにした思い出などを喋ってもらったり，1 分間スピーチと称して関心あるニュースを 1 分前後で話してもらうなど，である。

(4) 関係のウォーミングアップ

SST は対人交流スキルの練習が中心目標となるので，他者との交流のきっかけとなり，練習への抵抗をやわらげるために参加者同士の関係のウォーミングアップを行う。①〜③と組み合わせて行うことが多い。たとえば，二人で「あっち向いてホイ」をしたり，じゃんけんで負けた人が勝った人を 20 数える間おんぶする，「集団じゃんけん」で 3，4 人が話し合って全員同じものを出す，など。正のフィードバックをうまく使えば，コミュニケーションが苦手な参加者にも「何を話しても安全な集団」，「人に受容される場」という支持的な環境設定ができ，自己効力感を高める一助となる。

実際には①〜④を単独に行うのではなく，これらを組み合わせて行うことが多い。

3）ウォーミングアップの形式

ウォーミングアップは，体操やゲームなどのレクリエーション的活動を実施することが必須条件ではない。ちょっとした雑談，近況報告，会場づくりや椅子の準備を一緒に行う，記録ファイルに目を通す，前回の振り返りや目標・宿題の確認などを行うことがウォーミングアップになる場合もある。また参加者が主体的に SST を利用するようになると参加者自身がウォーミングアップで行う活動を提案したり，進行するようにもなる。さらに成熟したグループでは，

場合によってはウォーミングアップを行わず練習に進むことも少なくない。

4）ウォーミングアップと作業療法

作業療法士は，レクリエーションを含む作業活動の専門的技能をもっているのでウォーミングアップにはそれほど困難を感じないだろう。むしろ，SSTのように意識的にウォーミングアップを使うことを通して，臨床の作業療法活動の導入部での関わり方を見直すことができる。また，急性期で関係が取りにくい対象者や長期在院によりニーズが把握しにくくなった対象者への関わり方においても，こういったウォーミングアップ的なアプローチは役立つだろう。

2．フィードバック

1）良いところを褒める

SSTでのフィードバックは良いところを褒めることに徹する。ロールプレイの後，必ず，良いところを認めて褒める。「どうでしたか？」という問いかけは避ける。ポスター（「対人技能を高める」）を利用して，「この中でうまくできていたと思うスキルはどれですか？」や，「声の大きさはちょうどよかったですか？」などと正のフィードバックを導き出すような問いかけを行う。

2）褒めるところは具体的であること

大げさな拍手と「良かった」だけでは効果的とはいえない。対人スキルのどの部分がどのようにうまくなっていたのかを具体的に示して，どのように良かったのかを伝えることが重要である。

3）「具体的」な褒め方はスタッフが手本を示すこと

褒めるという行為は，照れもあって慣れるまでにしばらく時間がかかるようだ。スタッフが照れずに，具体的に伝えることが手本となる。「視線がきちんと合っていたので，真剣な気持ちが伝わった」，「緊張して言葉がスムーズに出なかったと言っていたけれど，逆に，一生懸命さは十分に伝わると思うよ」など，感じたままの良いところを言葉にして伝えることが大切である。

4）スタッフからだけではなく，メンバー同士の交流を促すこと

フィードバックの仕方を学習すると，メンバー同士で良かったところや改善点を提案しあうことができるようになる。このとき，良いフィードバックをし

てくれたメンバーを賞賛することを忘れないようにしたい。こうやってグループ内で，メンバー同士の交流を活性化する。

5）メンバーからのフィードバックはより効果的

良いフィードバックがメンバー同士でやり取りされると，スタッフから賞賛されるよりもうれしいという感情が強いらしい。お互いを尊重し，励ましあい協力し合う仲間としての認識が，前向きな思考や姿勢につながっていく。そして，対人交流に自信をもって取り組むことができるようだ。

3．ロールプレイ

1）現実に近い場面設定を

ロールプレイはきちんと構造化されたうえで，行う必要がある。つまり，いつ，どこで，誰に何を，どんな風に伝えるのか，そのときに達成すべき目標はどれかを明確に示す。特にロールプレイをする主役が，そのことを理解できているかをリーダー，コ・リーダーが確認することも大切である。

そして，その場面は現実で起こりうる内容で，現実に近い設定を心がける。たとえば，自宅で「お客さんに挨拶をしてお茶を出す」場面なら，ドアの位置を明確にする，手にお茶のセットが乗ったお盆を用意するというように，小道具があったほうがより現実に近い設定になる。

2）場面はピンポイントで

練習する場面で，今，獲得したい対人スキルは何であるかを把握することが重要である。「お客さんに挨拶をして……」はまず，挨拶が適切にできるところまでを目標にして，「はっきり言う」，「明るい表情で言う」など達成可能な目標を定めて，焦点づけを行う。なるべく細かいステップにして，必ず成功できるように援助することが重要となる。

3）ピンポイントの積み重ね

小さなことでも成功体験は自信につながる。きちんと挨拶をすることができた，とても好印象だった，などと認められて，さらにお茶を出すタイミングがよかった，所作がきれいで，丁寧だったと成功と自信に満たされると，積極的に「お客さんに挨拶をして，お茶を出そう」という行動につながる。

4）積み重ねを体系化する

　積み重ねにより可能となった行動は，実際に起こるまったく同じ場面で実施可能となる。そして，自宅への来客に対してだけではなく，デイケアでの場面，法事など家族のお手伝いをする場面，さらにはアルバイトでの接客場面にまでつなげて，応用していくことが考えられる。

5）体系化して目標を達成する

　たとえば「アルバイトがしたい」というSSTに参加する目標がしっかりしていると，そのために必要な対人スキルをいくつも考えることができるし，ロールプレイを構造化することでその一つひとつを習得することができる。そして，基本となる対人スキルを使う場面のバリエーションを増やしながら，目標に向かって体系化していくことができる。逆にロールプレイにより獲得してきた対人スキルが，さまざまな場面に応用できることをあらかじめ想定できれば，目標に向かって明確なステップアップを導くことが可能となる。

　練習したことが，実生活で活かされるようにロールプレイを工夫するには，支援者自身が対人交流から体験したこと，観察したことを見逃さないよう気を配ることから始まる。

4．モデリング

　これまでもモデリングの重要性は，多くのSSTの文献，著作で指摘されていたが，基本訓練モデルを中心にした実践の中では，やや弱い位置づけにあったのではないだろうか。しかし，SSTの理論的基盤である社会的学習理論や効果研究のどちらにおいても，モデリングが重要であることが強調されている。特に，スタッフ，リーダーらによるモデリングの活用法を確認しておこう。

1）モデリングの重要性

　これまで，国内の精神保健領域ではSSTイコール基本訓練モデルという形でSSTが普及されてきたと考えられる。その中でモデリングは，修正的フィードバックをされたあとに必要ならばという注意書きがされている。そのために，モデリングの重要性が十分認識されてこなかった可能性があるかもしれない。

　近年国内でも，ベラックらにより提唱されベラック方式と呼ばれる，標的と

なるスキル，技能群ごとに構造化されたステップを踏む方法が広がりつつあるが，その中では，技能の教示（instruction）とともに，モデリングの重要性が強調されている。

　また，本書第3章SSTのエビデンスの項で触れた，SSTをエビデンスに基づいた効果的な心理社会治療の1つであると推奨しているPORT最新版では，その根拠となった研究内容からSSTの必須の要素として，行動の教示，矯正的フィードバック，随伴的社会的強化とともにモデリングが挙げられている。

　しかしここで注意しておきたいのは，リバーマンらの著作をはじめとしてSST関連の文献でもモデリングが重要であることは，繰り返し明確に記されていることである。

　SSTにおけるモデリングの重要性を，ここで改めて再確認する必要があるだろう。

2）モデリングの実際

　SSTという構造化されたセッションの中で使用される個々の技法は，社会的学習理論の考え方が基礎になっている。社会的学習理論の原理の中から，強化，行動形成，過剰学習，般化とともにモデリングがSSTに取り入れられている。

　モデリングとは，見本，手本，モデルとなる人の行動，技能を観察することを通して，標的となる新たな行動，技能を学習することである。SSTでは，明確かつ頻繁にモデリングすることを特に重視している。

　基本訓練モデルでは，モデルをコ・リーダーが行ったり，参加メンバーが行うなど，実践の場それぞれにおいてさまざまな応用がされているだろう。

　一方，ベラック方式のモデリングでは，標的となる技能の実例，モデルをリーダーが行い，実例を十分見てもらうことが，SSTの正否の鍵になると位置づけている。言語的な教示やフィードバックでは行動の変容が困難であっても，モデリングのあとであれば可能な場合が多いことが強調されている。

　実際の進め方は次のようになるだろう。コ・リーダーや他の参加者がモデルとなる場合は，標的となる技能の特定の要素が必ず含まれるように確認し促すことが重要である。観察をする本人に対しては，実施されるモデル，ロールプレイを観察しやすい位置に共に移動し，特定の技能のどの要素に注意を向ける

必要があるかを確認し、よく注意を向けるよう促したうえで、横に並んで観察することが望ましい。リーダーがモデルとなる場合にはコ・リーダーなど別のスタッフが代行する。

3）弁別モデリング

こうした基本的なモデリングに加えて、弁別モデリング（discrimination modeling）という方法がある。

これは、言語的な教示やフィードバックでは、標的技能の特定の要素を同定、確認することが困難である場合や、言語随伴的行動（paralinguistic behaviors）と言われる、声量、会話速度、声の高低、声の抑揚や非言語的行動（nonverbal behaviors）といわれるアイコンタクト、姿勢、表情、対人距離、身振り手振りなど、その技能の差異、違いが言葉では伝わりにくい場合に効果的なモデリングである。

実際には、強調したいある特定の技能の要素以外は、まったく同じ内容の2種類のモデリング用ロールプレイを連続して行う。その技能要素に関して1回目にはやや大げさに悪い見本を行い、2回目には良好な見本を実施する。これにより目標の技能、行動のポイントが十分理解されることが期待される。

弁別モデリングにより、標的となる技能の重要な要素に対する理解が容易になり、その獲得の可能性も促進されることになる。

5．促し（コーチングとプロンプティング）

新たなスキル、技能を獲得するために必要な、トレーニング時のリーダーによる促し方法について確認する。促す手段として、言語的なアプローチか、非言語的アプローチかで大きく2つに分かれており、それぞれをコーチングとプロンプティングという。実施方法だけではなく、いかに促しを減らしていくかを見極めていくことが重要である。

1）促し—行動の変容、獲得を促すために

SSTでは、標的となる技能、行動を獲得するための手順、治療構造が明確にされている。その基本的な要素は、教示、モデリング、ロールプレイ、肯定的なフィードバック、修正的なフィードバック、宿題などである。それらに加え

て，より効果的に行動の変容，獲得を促すために補助的な技法がある。先に触れたモデリングの中の，弁別モデリングもその1つである。ここでは，コーチングとプロンプティングという，技能や行動の実施を促すための2つの技法についてみていきたい。

現在，国内で主に実施されている基本訓練モデルでは，修正的フィードバックを受けて新たな技能の要素を加えた二回目のロールプレイでは，そのスキルの実施を促すために当事者のそばにリーダーが黒子のように寄り添い，言葉をかける，肩を軽くたたく，促しのサインを送る等の役割を実行していた。それらを総称して，これまでは促し（prompting）と呼ばれてきたと思われる。

これまで，ひとまとめにされていたその促しを，言葉，言語的介入によるものと，身振り，サインなどの非言語的介入によるものとに分けて，改めて位置づけたものが，それぞれコーチングとプロンプティングである。ベラックらの著書ではコーチングを耳打ち促し，プロンプティングを身振り促しと訳して紹介されている。

2）コーチング（coaching）

コーチングというと，主にビジネスやスポーツのジャンルで注目を集めている「人のやる気・能力を引き出し，成果を出す，コーチによるコミュニケーションスキル」のことかと思われるかもしれないが，別のものであるので注意が必要である。

コーチングは，SSTのセッションにおいて，ロールプレイを実施した際に標的である技能のある要素が，何らかの理由により適切に行われないときに使用される。

本来は，参加者がコーチングなどの補助的な技法なしで実施できるよう，標的となる技能を十分分析し，細分化することが重要である。それでも参加者が実施するのを忘れてしまったような場合には，スムーズにタイミング良く手がかり，促しを言葉にして一言を伝える必要があるだろう。それがコーチングである。当事者のそばに随行し，必要なときに耳元で必要な技能の要素をつぶやくのである。

重要なことは，はじめはこうした援助，サポート付きで標的となる技能を確

実にロールプレイで実施できることであるが，そうしたサポートを漸次減らしていき，本人の力だけでできるようにしていくことである。

3）プロンプティング（prompting）

ロールプレイの最中に実施する点は，コーチングと同じである。ただ，促し方がコーチングが言葉，言語を使うのに対して，プロンプティングは非言語的なサイン，合図を送ることで，技能の使用を促す点が異なっている。

スポーツの野球などで，監督やコーチからのサインをイメージすればわかるとおり，こうした合図はそれぞれがどのような意味，内容を表すのかをあらかじめ参加者とリーダーの間で取り決めておく必要がある。たとえば，アイコンタクトを促したいときは，リーダーが自分の目を指さすなどである。

実施する際は，リーダーは当事者本人のそばに随行するコーチングの場合と異なり，本人がロールプレイを行いながら，リーダーのサインがよく見え，確認しやすい位置にいる必要がある。

注意点に関してはコーチングと共通している。必要最小限に使用を抑え，使用する場合も段階的に促しを減らしていき，本人の力だけで技能が実行できるようにしていくことである。

6．般化を促す宿題設定

辞書で「般化」という言葉を調べてみると，「generalization」，「心理学で，一定の条件反射が形成されると，最初の条件刺激と類似の刺激によっても同じ反応が生じる現象（大辞泉）」，「ある特定の刺激と結びついた反応が，類似した別の刺激に対しても生ずる現象。また，同一の刺激に対して，類似した種々の反応が生じる場合もいう（大辞林）」などと記してある。SSTでは，「セッションで学習した技能（スキル）が，さまざまな社会生活場面で使えるようになり，安定した生活につながること」を意味する。

SSTで練習した課題を着実に実生活に活かしていくためには，セッションで取り組む目標や課題が，適切に設定されていることが重要になってくる。デイケア場面での情況把握や事前の面接などを通して，本人の生活状況やさまざまな能力を把握し，希望目標を長期目標や短期目標（SSTに参加してできるよう

になりたいこと・やりたいこと）へと現実的に具体的に掘り下げ，設定していくことである。また，その日のセッションで取り組む練習課題についても，目標とどのように関連しているのかを，確認しながら進めていくことが大切である。目標は，セッション中いつでも確認できるよう模造紙などに書いて張り出しておいたり，セッション以外のときでも目標が確認できるよう，紙に書いて持っておけるような工夫があると効果的である。

　各セッションで取り組む課題は，本人の力量（やれていること）に基づいて，「今日からできること」，「ちょっと努力すれば達成可能なこと」に目を向け，細かくより具体的なものにしていく必要がある。小さな目標の積み重ねが，目標達成の秘訣である。このときに大切なことは，「本人の一番やりたいこと」を見失わないことである。

　セッションでは，参加メンバーから，これまでの経験や体験などを通して考えられるたくさんのアイデアやアドバイスをもらい，本人の「できていること」，「がんばっていること」をしっかり吟味しながらエンパワーメントを引き出し，より適切で実行可能な行動へと発展させていく。当事者の体験ほど適切で有効なモデルはいない。できるだけメンバー自信の考えをメンバー自身の言葉で表現してもらい，「やればできるんだ」，「次も頑張ろう」という自己効力感を引き出すような宿題設定を導き出していくことが大切である。宿題が本人の力量を上回ってしまうと，行動に移すことが困難と感じられ，結局は達成できないまま終わり「次も頑張ろう」という気持ちがもてなくなってしまうので，注意しよう。

　宿題が成功すると，また次の課題にチャレンジしたくなってくる。
　また，取り組みたい課題を提示されたときに，その状況や本人の力量によっては，いくつかの段階を踏んで練習するほうが効果的な場合がある。
　まずは安全な空間で，日ごろから交流のある，話しやすい受容的な人を宿題実行の相手に選び，練習してみる。そこでうまく対処できれば，次に実行しやすい相手を選んで練習（スタッフ→主治医→病棟の友人やデイケアメンバー→家族→実習先のスタッフ・バイト仲間……）。というように，徐々に負荷をかけていきながら練習してくと，自信もつき，技能の般化にもつながっていくる。

SSTのセッション以外での関わりも大切である。本人に関わる多くの人たちがSSTを知っており，普段からSST的な関わりができていると，本人の力量もアップし，より般化が促されやすくなる。ひとりSSTも有効である。病棟やデイケア・職場実習などの場面でも，いつでもすぐにSSTが実践できるということになる。

　普段の生活の中には，うまく切り抜けられない場面がたくさんある。困っているそのとき，その場面で，自分の思いが伝えられたり，何とか切り抜けられることができたら，それが一番効果のある練習になると思われる。また，実践の場にスタッフや仲間など，自分の行動を見守ってくれる人がいたら，チャレンジすることに勇気がもてたり，安心感がもてたりする。チャレンジした頑張りや，うまくいった対処について，その場ですぐにフィードバックしてもらうこともでき，より一層自己効力感が増して，動機づけも高まってくると思われる。スタッフがそばにいることで，トラブルになりそうなとき，すぐに介入ができ，状況の悪化を防ぐこともできる。

　小さなチャレンジの積み重ねが，周囲の人たちとの関係を円滑にしていき，また「できること」が増えていくことで，自信にもつながっていく。

　スタッフの関わり方については，基本は「問題を抱えた人」ではなく「問題に取り組む姿勢をもった人」という視点である。現在の状況を聞き出しながら，「そのときどんな感じがしたのか？」，「どんなふうに対処しているのか？」，「どうなれたらいいのか？」，「みんなからどんなアドバイスが欲しいのか？」など，本人の考えている・感じている言葉で表現されるような開かれた質問を心がけて聞き出すようにすると，本人の思いが明確になり，課題に取り組みやすくなる。そのときに，リフレーミングの技法を使って肯定的な表現を心がけ，課題が扱いやすくなるようにフィードバックしながら，グループの相互作用を生かす関わり方（一つの課題をみんなで共有することができるような関わり）を工夫していく。

参考文献
1) SST普及協会（編）：SSTの進歩．創造出版，1998
2) 土屋　徹：実践SSTスキルアップ読本．精神科看護出版，2004

7. 実地練習を加えた SST（IVAST）

　SST は統合失調症やその他の重篤な精神障害をもつ人々の社会的役割の改善において，エビデンスに基づく治療であることが，さまざまな研究結果から明らかになりました。特に，SST の的応対象となった方の日常的な生活環境に技能を般化させられるように系統的にプログラム化することが効果的であった。

　ここでは，Glynn, Marder らの研究[1]から，Liberman ら[2,3]が開発してプログラム化させた般化の方法として，In Vivo Amplified Skills Training（以下 IVAST）と呼ばれる「実地練習を加えた SST」について紹介する。

　彼らの研究は，63 人のクリニックに通う統合失調症をもつ方（以下メンバー）を，SST 群と，実地練習を加えた SST 群にランダムに振り分けて，2 年間比較研究を行った。IVAST 群では，メンバーは，クリニックの SST で学んだ服薬・症状自己管理の技能，問題解決の技能，そして自立生活技能が地域生活に最大限に般化され，社会的なネットワークが発展・強化されることを目的として行われた。

　IVAST の治療構造としては，プログラムの内容は，薬局へ行ったりするほかに，社交的な集まりへ参加するなどの個人の事情に応じた地域生活での実地訓練で構成された。

　主な担当者はケースマネジャーであったが，家族，支援団体，実践家などの地域にいる支援者もプログラムに参加した。彼らは，メンバーの暮らす地域に直接足を運び，メンバーと最初は毎週面接をもった。そして 1 年が経過するころには隔週に減らすようにプログラム化されていた。

　彼らの援助はマニュアル化された内容に従っていて，地域生活で技能が使用されているかをまず注意深く観察した。

　そして，メンバーがどのような副作用に対しても自ら気づいて自ら主治医に報告することを促したり，実際に主治医への報告の仕方をその場で援助したりした。また，実生活の場に出て宿題の遂行を直接に指導したり（メンバーと協同した地域セッション），クリニックで行われた SST セッションのメモを復習して技能の使用を促し，強化する役割を果たした。そのほかにも活動の予定を

立てたり，包括的な問題解決アプローチを行った。

　そして，定期的にスタッフ会議が開かれ，スタッフのための訓練が行われるとともに，評価ミーティングの中でメンバーの宿題の遂行状況や，そのほかの訓練の必要のある領域についての確認が行われた。

　2年後の研究結果は，SST単独の群でも社会的役割技能の改善が認められたが，特に，実地練習を加えたSST群（IVAST）では改善がはっきりしていた。この研究結果から，SSTはセッションだけで行うよりも，治療者が一緒に地域へ出向いてさまざまな場で技能の練習の機会を作ったり，練習した技能を適切な状況で思い出せるように手助けしてくれる重要な関係者を巻き込むことが，実際の生活への般化には大切であるということがわかった。

引用文献
1) Mueser KT : Social skills training for schizophrenia.〔ワークショップ資料〕世界行動療法認知療法学会，2004
2) Liberman RP, Blair KE, Glynn SM, et al : Generalization of skills training to the natural environment. Brenner HD, Broker W, Genner R（eds）: The Treatment of Schizophrenia : Status and Emerging Trends. Hogrefe & Huber, pp104-120, 2001
3) Bellack AS, Mueser KT, Gingrich S, et al（著），熊谷直樹，天笠　崇，岩田和彦，他（監訳）：わかりやすいSSTステップガイド―総合失調症をもつ援助に生かす（上）．星和書店，pp40-41, 2005

8．認知リハビリテーション

1）認知機能障害

　SSTの目的である，技能の獲得，般化などの治療効果に対して影響を与える要素として認知機能障害が注目されている。言語性記憶や論理的思考，問題解決能力などの認知機能の低下や障害を伴う場合は，SSTで期待される学習効果も低下してしまうことが明らかになっている。そのため，認知機能障害の有無とその改善を意識したSSTの取り組みの重要性が強調されるようになってきている。

　特にこの20年間の神経心理学的検査や画像診断の進歩に伴い，統合失調症を初めとする精神疾患の認知機能障害に関する研究が蓄積し，認知機能の改善，

向上を目的とした介入の開発，その効果に関する報告が増加してきている。

そうした治療介入は認知（機能）リハビリテーション（cognitive rehabilitation, cognitive remediation）と呼ばれており，記憶や注意などの認知機能に焦点を当てて，それらを直接改善させたり，補うためのスキルの改善を目的としている。具体的には，専用のパソコンソフトを用いた注意機能のトレーニングやカード分類課題，迷路課題などで構成されている。すでにコクランレビューや最新の心理社会治療のメタ分析では，認知機能の改善に関して一定の効果が認められている。

また，SSTの効果研究では技能の般化を促進，強化するためには，この認知リハビリテーションとSSTを組み合わせて実施することの必要性が提言されている。

2）認知リハビリテーションの応用例

それでは日常の臨床実践では，どのように認知リハビリテーションを活用したらよいのだろうか。診療報酬制度の影響から精神障害領域のリハビリテーションでは，身体障害領域のように個別での介入を実現することは現状では困難であり，機器購入のコストを考えても効果研究で実施されているような専用のパソコンソフトを用いた個別プログラムは現実的ではないだろう。認知機能への介入に関する，先駆的な取り組みを見てみよう。

岩田らの研究では，1セッション60～90分で，週1回，全16セッションで構成されたSST SILSモジュール，基本訓練モデルに準じた疾病管理技能，社会生活技能向上のための心理社会治療プログラムを実施した。各セッションの初めの約20分間に認知機能への介入プログラムを実施している。認知リハビリテーションに相当するプログラムの内容は，①逐語的反復課題：15文節程度の文章を記憶し，次の人にそのまま伝言していく，②対象推量課題：「それは食べられますか」，「それは甘いものですか」等の質問に対するYES・NOのヒントだけから対象を推測する，③行為抑制訓練課題：「後出しジャンケン」を行うことで日常的行為の抑制を訓練するなどである。こうした認知的介入の結果，対照群と比較して，記憶，注意，および一部の実行機能の改善が示唆され，それらの改善と対人関係技能の改善に相関関係が認められたという。

筆者も精神科デイケアで毎朝 30 分間をウォーミングアップタイムとして，高次脳機能障害リハビリテーションで使用されている訓練ドリルや，学習療法に準じた計算，音読，迷路，パズルなどを実施した。簡易脳機能検査で短期記憶，注意集中，遂行機能の改善が示唆されており，結果として他の心理教育，認知療法などのデイケアプログラムへの取り組みが安定してくるという好循環が実現されたと認識している。

3）SST への応用

こうした実践例を参考に，SST の効果を高める方法として，基本訓練モデルの開始前に実施するウォーミングアップゲームへの応用は比較的行いやすいだろう。グループワークや対人コミュニケーションへの緊張，抵抗感を緩和するなどの従来の目的に加えて，記憶，注意，遂行機能の向上にプラスになる要素を含めることが望ましい。

それらの選択に当たっては，統合失調症をはじめとする精神疾患に伴う認知機能障害に関連する研究，報告への理解を深めることが重要であろう。岩田らのプログラムを例にとると，各認知機能の評価を行う神経心理学的検査の内容を十分把握したうえで，ゲームの種類を選択したり応用することが有効である。

特に OT ではすでに，高次脳機能障害リハビリテーションの領域で多くの実践の蓄積がある。そうした知見を活かして，作業活動を含めて従来から OT で活用してきたプログラムを再度分析したうえで認知機能の改善，向上に効果的な活動を選択し，対人関係技能をはじめとする社会機能の獲得を目指した SST と並行して実施することが効果的である。その実践の場，プログラムとして作業療法は最適であり，作業療法士は最善のプログラムマネジャーとして適任であると考えられる。

9．個別 SST

個別 SST とは，対象者と 1 対 1 で練習するものである。個別 SST には，主治医の指示があり，目標や場所，頻度などを明確にして実践されるものと対象者の生活に即し，特別な場所や時間などを設定せずに実施されるものの 2 種類ある。前田[4]は，「ひとり SST」と表現し，フォーマルなものとインフォーマル

なものに分類し説明している。以下に筆者もフォーマル，インフォーマルという表現を使い説明する。

筆者のフォーマルな個別SSTの実践経験を2例紹介する。

1人目は，外来で主治医に「要点をまとめて話すのが苦手」とSSTを希望したADHDのAさんである。Aさんには，SSTだけでなく認知行動療法の介入を行った。主治医からSSTの指示がでると認知行動療法やSSTの説明のオリエンテーションを行った。説明は，口頭のみではなく，資料を準備し再度本人の同意を得た。目標を共有し，必要に応じて目標は変更することと全体の構造を伝えた。2カ月間で8回，1時間集団療法室で行い8回の流れを用紙にまとめ説明した。その日のセッションが終わると次回の日程を決めた。最後に満足度や感想のアンケートを行った。

1回目は「自分を知る」というテーマでAさんの認知について考えた。①自己否定的，②二者択一的，③過去を引きずって行動する，④落ち込みやすい，⑤話しが飛ぶ，⑥周囲の人とテンポがずれるなどが出てきた。自身の良い点について聞くと「大きな声」と答える。セッションを通じて，自身の良い点を増やしていくことを話し合った。2回目は，要点をまとめて話せなかった体験をもとに「どこに問題があるかを構造化して理解しましょう」というテーマで行った。以前勤めていた職場での出来事を例に，認知や環境，情緒，行動，身体の項目に関して記述し理解を深めた。3回目は，「要点をまとめて話すのが苦手」ということについて，Aさんの体験をもとに先行条件や問題，症状，結果について一緒に考えた。4回目は，3回目までのことを確認し，「問題解決の方法を考えよう」をテーマにした。ここでは，ストレス発散方法を知らないことが確認され，ストレス発散方法が話し合いの焦点となった。5, 6, 7回目は「認知機能の向上，合理的信念を体験しよう」をテーマに行った。8回目は，今までの振り返りと満足度や意見，感想，改善点などのアンケートをした。そして，すべてをまとめた資料は本人に手渡し筆者の評価を伝えた。「要点をまとめて話す」という練習は，1回目から筆者や主治医を対象に，「午前中に行った仕事について要点をまとめて話す」，「土曜日の過ごし方について要点をまとめて話す」，「主治医に相談内容3点について要点をまとめて伝える」などをテーマに行い

宿題も実施していた。再度自身の良い点について聞くと、「世話好き」、「人の良いところを見つける」、「お礼を言える」と増えた。満足度は 10 点満点中 10 点だった。8 回終了後は、本人や主治医と検討し回数を減らし継続することになった。A さんは、要点をまとめて話すことは可能だったが、周囲の人から褒められた体験が少なく自己評価も低かった。セッションをとおし、良い点褒められる体験が自信につながり、あわせて認知の修正や自己理解が進んだと考える。

　2 人目は、就職面接の練習を行った B さんである。B さんは、筆者と陶芸や七宝焼、農作業、運動などの個別作業療法を母親と一緒に行っていた。「大きな声で相手の方を向いて話す」ということが苦手な B さんに、筆者から SST の提案をして同意を得て行うことになった。短期目標は「母親に高校での様子を伝える」、長期目標は「担任の先生に進路について自分の意見を伝える」とした。経過の中で、急遽就職活動が始まり就職面接の練習を行うことになった。学校でも就職面接は行っていた。学校では、主に答える内容についての指導が行われていた。ここでは「面接官に聞こえる声で話す」、「顔を上げ初対面の面接官の方を向いて話す」という目標を設定し行った。はじめは、筆者と 1 対 1 で練習したが、「初対面の人と話すのが苦手」ということもあり、経験豊富な男性看護師の協力を得て段階的に行った。母親にもポジティブフィードバックや改善点を述べていただいた。ロールプレイの様子をビデオカメラで撮影し、その場でフィードバックすることもした。この間も就職面接は実際に行われていた。就職試験は何度も不合格だったが、「面接はうまくいった」と報告してくれた。練習を通し、顔を上げ相手の方を向いてはっきりと話すようになり、自信がついてきたのが、声の大きさや態度から伝わってきた。母親が、「学校の先生が、面接がどんどん上手になっていった……、どこかで練習しているのですか」と評価していたことを教えてくれた。就職試験は、諦めることなく何度も挑戦し、春には社会人の仲間入りを果たした。同時に、2 年 4 カ月継続した個別作業療法も終了となった。

　A さん、B さんともに実施内容は、診療録に記載し、必要に応じ主治医に報告するなど連携した。

　ここで、フォーマルな個別 SST のポイントを整理する。

①SSTの説明および対象者と目標を共有する。②全体の流れや約束事（実施頻度や時間，期間，練習方法，お互い意見を出し合う，途中で止めることができるなど）を説明する。③再評価の日を決める。④必要に応じ主治医などと連携する。

SSTの内容は，主治医やSST経験者からアドバイスをいただき，実現可能な目標設定や臨機応変に進めることが重要である。また，対象者との信頼関係の構築を基本に接しなければいけない筆者の経験では，フォーマルな個別SSTは，対象者のモチベーションが高く目標が明確なので，お互い意見を出し合いながら，基本訓練モデルなどの流れに沿って進められ展開がスムーズであると感じている。

それに対し，インフォーマルな個別SSTは，さまざまな場面において実践可能であるが，「よしこれだ，練習しよう」という職員側の気づきが重要となる。さまざまな場面には，廊下で挨拶するときや売店で買い物をしている最中，手工芸やレクリエーションなどの作業療法活動中，外出（買い物，食事，施設見学など），精神科訪問看護の最中，作業療法室に遊びに来たときなどが考えられる。日ごろ私たちは対象者の行動を観察しているが，SSTの視点を導入することで，多くの場面で認知行動障害に向けたアプローチが可能になる。実践に際しては，対象者が一瞬にして「練習しよう」という気になる声がけのタイミングや日ごろからの関わりが重要になる。インフォーマルな個別SSTの効果はすぐにわかることが多く，上手に行えば，対象者はもちろんのこと，援助する側の自己効力感の向上にもつながる。

個別SSTでは，ウォーミングアップは通常行わないが，AさんBさんには必要に応じて雑談や深呼吸，首を回すなどの緊張軽減を図った。一人でSSTを行うので，SST実践者は何に焦点を当て何の役割をしているのか，自分や対象者のポジションはこれでいいのかなど，混乱しないよう注意する必要がある。また，自分勝手なSSTにならないよう研修会へ参加する，あるいは，SST経験者の指導を仰ぐなどの工夫が必要である。

インフォーマルな個別SSTのポイントを整理する。

①対象者の状態や関係性などを考慮し，今練習するかどうか瞬時に判断し介

入する。②短時間で行い楽しい雰囲気を大切にする。③的確にポジティブフィードバックやモデリングなどをする。④同じような場面に遭遇したら，ポジティブフィードバックに心がけ，必要に応じ再度練習するなどの対応を行う。

　大切なのは SST をする治療環境である。治療環境の向上の 1 つに，職員同士で個別 SST の練習を行うことをおすすめする。これは，SST の適切な理解の浸透と啓発も兼ねている。

　個別 SST は，SST グループの練習にもなる。まずは実践第一である。

3　SST をより深く知りたい方へ

　SST は，その平明な理論と流れにそった具体的な指導法であるがゆえに，少しの自己学習と経験を積めば誰でもすぐにやれそうな錯覚を起こすかもしれない。しかし，実際には身につくまでに年単位の膨大な時間を費やす奥の深い治療法でもある。SST と一言でいってもさまざまな技法から成り立つが，なかでも習得の入り口は基本訓練モデルと問題解決技能訓練であり，臨床実践のうえでは基本となる必須技法である。実施に際しては，この書籍を含めて，いかなる本を読んだところで，それだけでは限界がある。

　「SST の本を読んでエッセンスを取り入れて実践している」という言葉を耳にすることもある。しかし自己流に固まりやすく，それさえ気づかずに非効率なやり方に陥ってしまう恐れもあり，最終的に当事者のためにはならない。

　SST のエッセンスを取り入れた臨床実践を行う場合であっても，一定の訓練を受けた治療者として実施することが望ましく，SST 普及協会認定講師による初級研修会（10 時間）だけは最低限修了されることをおすすめする。

　そして，もっと使いこなせるまでの熟練の域に辿り着くことを希望される方には，年単位でリーダー経験をする中で，全国各地にある地元の研究会に参加して職種を超えたネットワークを作るほか，SST 普及協会主催の経験交流ワークショップや学術集会への参加，さらに各支部が主催する中級研修に参加するなどの方法がある（全国各地の支部では 2007 年から活動計画が組まれている）。

　また，それ以上に SST をマスターする認定講師取得の道も開かれている。わが国には 68 人の認定講師（2006 年 8 月現在）がいるが，認定講師は医師

22名（32％），看護師15名（22％），臨床心理士と精神保健福祉士が各11名（16％）で，作業療法士は最も少ない7名（10％，内訳は東北1，関東3，近畿1，中国1，九州1）にとどまり，しかも最近の5年間は新しく誕生していない。是非とも，次の認定講師にチャレンジする作業療法士に期待をしたい。一見大変なことに思えるが，認定講師を目指すこと自体，SSTのスキルアップだけではなく，精神医療保健福祉に関する幅広い知識と臨床実践のうえでの問題解決能力のレベルアップが図られることになる。以上に述べたように，研修と資源を活用しながら，自己学習にとどまらない日々の研鑽を重ねてゆくことが，当事者の役に立つ援助技術を習得するための最短の近道となる。

SST関連の文献や最新情報，研修案内，SST普及協会への入会申し込み，ニューズレター購読は，SST普及協会ホームページ（http://www.jasst.net/）を参照されたい。また，以下の文献についてもSSTを学ぶ上で参考になると思われる。

引用文献
1) 前田ケイ：SSTウォーミングアップ活動集―精神障害者のリハビリテーションのために．p15，金剛出版，1999
2) SST普及協会（編）：SSTの進歩．創造出版，1998
3) 土屋　徹：精神科版SST実践スキルアップ読本．精神看護出版，2004
4) 前田ケイ：SSTの実践原則と実践領域の広がり．OTジャーナル **38**：101-105，2004

参考文献
1) 安西伸雄：生活技能訓練（Social Skills Training）と精神科リハビリテーション．西村　健，他（編）：現代精神医学大系年刊版'90．中山書店，pp131-157，1990
2) Bellack AS, Mueser KT, Gingrich S, et al（著），熊谷直樹，天笠　崇，岩田和彦，他（監訳）：わかりやすいSSTステップガイド―統合失調症をもつ人の援助に生かす（上，下）．星和書店，2005
3) 池淵恵美：生活技能訓練（Social Skills Training）についての文献総説．集団精神療法 **22**：89-101，1995
4) 岩田泰夫（編）：シナリオで学ぶSST．中法法規出版，2005
5) SST普及協会（編）：SSTの進歩．創造出版，1998
6) 前田ケイ：SSTウォーミングアップ活動集．金剛出版，1999
7) 前田ケイ（監）：こんなときはどうするの？　ぜんかれん，1993
8) 野中　猛，佐藤紀来：社会生活技能訓練がデイケア運営に及ぼした関節的波及効果．平

成三年度厚生科学研究報告書：精神障害者の生活技能訓練（SST）に関する研究．労働省・日本雇用促進協会，pp52-57，1993
9) Lieberman RP（著），池淵恵美（監訳）：精神障害者のための生活技能訓練ガイドブック．医学書院，1992
10) Lieberman RP（著），安西信雄，池淵恵美（監訳）：実践的精神科リハビリテーション．創造出版，1993
11) 鈴木　丈，伊藤順一郎：SST と心理教育．中央法規出版，1997
12) 高柴哲次，皿田洋子（編）：事例で学ぶ SST．日総研出版，1999
13) 土屋　徹：実践 SST スキルアップ読本．精神科看護出版，2004
14) 東京 SST 経験交流会（編）：事例から学ぶ SST 実践のポイント．金剛出版，2002
15) 東大生活技能訓練研究会（編）：わかりやすい生活技能訓練．金剛出版，1995
16) 八木原律子，他：地域生活支援の SST．医学書院，1997

索引

■欧文■

ACT（Assertive Community Treatment） 51,53,63,84,85,131
AMPS（Assessment of Motor and Process Skills） 119,122
Bio-psycho-social（生物・心理・社会） 4,160,161
CAPAS 能力検査 141
DSDT（Digit Span Distractibility Test） 18,19
EE（Expressed Emotion） 132,156
habit training 51,66
ICF（International Classification of Functioning, Disability and Health） 4,91
ICIDH 4
IPS（Individual Placement and Support Employment Program） 131
IVAST（In Vivo Amplified Skills Training） 65,78,160,175,176
OJT（On the Job Training） 19,32
PFI（Private Finance Initiative） 137,138
Place-then-train モデル 79,85,131
PORT（Patients Outcome Research Team） 63,64,65
RCT（Randomized Controlled Trials） 50,52,56,57,59,62,64,65
real occupation 79
REHAB（日本語版） 94,156
reminder 79,80,81
SILS（Social and Independent Living Skill） 39,46
SILS 服薬自己管理モジュール 105,106
SILS モジュール 58,104
skills training 63
Social Skills 36,39,54
SST 参加ルール 75
SST 就労プログラム 140
SST における治療・支援関係 44
SST 普及協会認定講師 182
WRAP（Wellness Recovery Action Plan） 96,156

■和文■

〈ア行〉

あいまいな状況 9,15
アドヒアランス 63,67,91,106
アニマルセラピー 138
医学的モデル 51
怒りのコントロール 140,151
一時記憶 32
一般就労 2,106,118
移導療法 4
意味記憶 21
インフォームド・コンセント 74,82,103,162
ウォーミングアップ 74,110,111,112,113,115,124,129,130,134,142,150,160,163,164,165,166,178,181
ウォーミングアップ集 92
促し 23,75,79,84,95,160,170,171,172
エピソード記憶 21
エビデンス 41,43,50,53,56,57,59,62,63,85,101,104,106,169,175
援助付き雇用 63,65
エンパワーメント 8,25,27,28,30,31,44,50,76,82,91,114,123,133,147,173

〈カ行〉

海外のエビデンス 51
回想法 90,95,156
カウンセリング 54
学習障害 8,10

学習理論　46,72,73
過剰学習　22,76,77,84,169
家族SST　92,134
家族教室　132,133
家族心理教育　64
課題カード　40
課題領域別学習パッケージ　52
活動分析　114
感覚統合　6
感覚統合療法　52,56,89,95,99
環境情報　17,18
環境調整　10,17,19,20,24,46,76,80
患者役割　31,44
感情表出　132
記憶機能　10,21,23
機能障害　51
希望　25,27,29,30,31,43,44,45,74,82,
　　113,119,120,129,131,140,141,160,
　　162,164,179
希望志向　122
基本会話　46,58
基本訓練モデル　41,42,94,101,102,103,
　　104,108,115,120,129,136,137,150,
　　154,168,169,171,177,178,181,182
基本障害　12,13
義務教育　39
共感　82
教示　22,63,74,79,84,169,170
矯正教育　39,147,148
矯正的フィードバック　63,169
クラウニング　139
ケアコーディネーション　5
ケアマネジメント　5,6,50,91,95,156,
　　160,162
傾聴　45,82,122
刑務所　137,138,148,149,151,155
ケースマネジメント　55
幻覚,妄想に対する認知療法　43,47
言語性ワーキング・メモリー　18,19
遣散療法　4
効果研究　52,56,57,59,65,104
抗精神病薬　52
構造化　20,80,83,114,118,167,168,179
肯定的なフィードバック　170

行動過程　14
行動形成法　74,83
行動特性　8,9,10,12,13,14
行動療法　4,37,41,73,84,161
行動療法的家族指導　41
コーチング　23,45,75,84,170,171,172
刻印　20,21,80
コクランライブラリー　62,63
個別SST　74,78,81,91,92,95,96,120,
　　122,131,132,160,178,180,181,182
個別面接　74,75,105
コミュニケーション・スキル　81,82,
　　123
コ・リーダー　23,83,115,141,164,167,
　　169,170
コンプライアンス　67

〈サ行〉

サーベイ　51
サーベイランス　51
作業　43
　　──の分割　20,80
作業活動　51,53,54,55,58,59,65,101,
　　106,161,162,166,178
作業記憶　21,32,79
作業遂行　39,40,55,72,73,81,119
作業能率　9
作業評価　83,119
作動記憶（→作業記憶）
参加ルール　74
自己肯定感　75,118,143,147
自己効力感　58,62,82,105,106,118,165,
　　173,174,181
自己主張訓練　38,53,54,58
自己責任　30,31
私宅監置　4
実技リハーサル　75
実証研究　59
実証的効果研究　59
実証的調査・研究　52
実地練習　78,79,81,175,176
質的研究　57
疾病管理技能　39,40

索引

社会生活技能　39,40,106,124
社会（的）学習理論　37,38,46,168,169
社会的入院　50,66
社会的役割　32,44,62,175,176
修正（的）フィードバック　42,75,84,
　　122,168,170,171
集団精神療法　58,73
集団力動　75
集団療法　74,75
就労　2
就労支援　5,6,19,20,65,101,102,118,
　　120,129,131,162
就労準備　52
就労セミナー　118,119,120
宿題　23,42,75,76,77,80,94,95,120,123,
　　131,137,148,163,165,170,172,173,
　　176,180
受信　14,15,16
受信技能　41,43,94
受信技能-処理技能-送信技能　41
受信・処理・送信の技能　83
主体性の回復　43
障害構造　5
障害者職業センター　102,106,118,124
障害者自立支援法　91
障害特性　8,13,14,130
小規模作業所　3
状況特異性　19
症状管理　52,58
症状自己管理　46,83
情動的・認知的処理　13,15
情報処理　13,14,15,18,161
情報処理過程　16,17,161
　　――の障害　13,14,15
　　――の「処理」の障害　17
情報処理システムの容量低下　13,14,18
情報の処理　15
職業準備　129
職業リハビリテーション　55,79,119
職業リハビリテーションサービス　118
職業リハビリテーションプログラム
　　118
ジョブガイダンス（→精神障害者ジョブ
　　ガイダンス）

処理　14,15,17
処理技能　41
自律訓練法　53
シングルケース実験法　57
心身喪失者等医療観察法　138
身体的リハビリテーション　88
心理教育　51,52,55,63,83,100,101,103,
　　106,118,133,157,178
心理社会（的）治療プログラム　51,55,
　　101,177
心理社会的リハビリテーション　26
診療報酬　50,100,161
診療報酬制度　177
親和的技能　39,43,141
スーパー救急　104
スケーリング・クエスチョン　40,46,
　　141,142
ストレス-脆弱性-対処技能モデル（→脆
　　弱性・ストレス・対処・能力モデル）
ストレスマネジメント　53,54,65
ストレングス　8,25,30,91,147
ストレングス・モデル　44
生活技術　11,12
生活技能　39,72,73,76,77,78,79,114,
　　117
生活技能アンケート　40,141
生活支援　2,5,19,20,21
生活障害　2,4,8,12,13,14,40,45
生活のしづらさ　8,11,12,13,14,15,74
生活モデル　160
生活療法　66,73
生活臨床　21,22,162
成功体験　20,80,123,167
脆弱性・ストレス　23,24
脆弱性・ストレス・対処・能力モデル
　　24,37
脆弱性・ストレスモデル　4,8,23,24,162
精神科病床　52
精神障害者社会生活評価尺度 LASMI
　　105
精神障害者授産施設　117,118
精神障害者ジョブガイダンス　129,130
精神障害リハビリテーション
　　3,4,50,55,91,160,177

精神病理　51
精神分析　51,66
精神保健　52,55,57,58,65
精神保健福祉センター　113,114
精神保健福祉法（精神保健及び精神障害者福祉に関する法律）　113
精神療法　4,6,63,72
精神力動　50,51,52,66
正のフィードバック　22,23,37,42,44,46,75,77,80,84,94,95,112,122,163,165,166,180,182
生物・心理・社会的　72,81
説明と同意（→インフォームド・コンセント）
セルフヘルプ活動　29
前駆症状　24
全人間的復権　4
送信　14,15
送信技能　41,42,76,127,128
相補性　83
相補的　73,81,88
相補的利用（活用）　56,59,72,73,79,81,114,148
ソーシャルスキル　36,39,63,74,79,83
即時記憶　32

〈タ行〉

退院準備　53
対処技能　54,83,132
対処行動　15
対処レパートリー　76
対人関係技能　72,166
多職種協働チーム　54,83
脱施設化　5,38,51,52
短期記憶　32
地域ケア　50,51,54,55,56,65,66,100,101,103,106
地域再参加プログラム　46
地域生活支援　43,50,51,54,66,96
地域生活への再参加プログラム　104,105
注意サイン　126,151,156
注意障害　46
注意焦点づけ訓練　41,42,46,94

注意の障害　10,11,23
中核をなす技能　82
長期記憶　17,18
治療ガイドライン（→統合失調症治療ガイドライン）
治療教育　57
治療効果　53,64,65,82,100,101,176
治療構造　37,72,79,92,163,170,175
治療的SST　39
治療プログラム　52,53,57,58,66
通所授産施設　106
手がかり　20,22,79,80
適応的アプローチ　22
手続き記憶　21,80
投影的　51,66
動機　45,74
動機づけ　11,12,22,29,32,44,104,114,120,174
動機づけ過程　46
動機づけ面接　21,32
道具的技能　39
統合失調症治療ガイドライン　58,63
統合失調症治療指針PORT　43
道徳療法　3,51
トークンエコノミー　63
トータル・リハビリテーション　81
特化ユニット　138,148
ドライラン　83

〈ナ行〉

日常生活技能　39,40,41,58,72
入院生活技能訓練療法　38
認知　13
　──の歪み（ゆがみ）　47,128,161
認知・学習の障害　73,75
認知過程　14
認知機能　12,20,22,105,161,176,177,178,179
認知機能障害　10,12,65,76,77,160,176,178
認知行動過程　4,79
認知行動障害　8,10,12,13,14,16,19,20,21,23,41,73,76,79,80,83,181

認知行動療法　22,32,36,50,52,54,55,56,
　63,64,72,73,74,75,82,83,95,117,139,
　140,148,150,161,179
認知障害　12,16,22,76,80,117
認知スキル　140
認知パターン　47
認知リハビリテーション　20,22,57,64,
　65,76,77,105,106,160,176,177
認知療法　41,42,47,105,106,161,178
ノーマライゼーション　4,118

〈ハ行〉

パートナー　28,29
パートナーシップ　44,74,82
バイオフィードバック　65
発達的SST　39
場面カード　40,92
ハローワーク　118,122,129
般化　10,11,23,53,62,65,72,75,76,77,
　78,79,80,81,84,95,106,114,123,130,
　131,148,169,172,173,174,175,176,
　177
般化を促す宿題設定　160
般化を最大限に活かす　76,77
犯罪行動　138
犯罪行動別プログラム　148
反復学習　80,142
ピアカウンセリング　2,28,90,91,95
ピアサポート　55,66,118
ヒアリング・ヴォイシズ　90,156
引きこもり　109,113
病院機能強化プラン　103,104
ビレッジ　29,30,31,32
フィードバック　23,160
フィルター障害　16,20
複雑な情報処理　15,18
福祉的就労　2,106
服薬管理　52,58
服薬コンプライアンス　63
服薬自己管理　46
ペアレンティング　53
ベラック方式　168,169
弁別モデリング　170,171

包括的リハビリテーション　8,24,65,
　101,104
ポジティブフィードバック（→正の
　フィードバック）

〈マ行〉

無誤謬学習　22,76,77,84
メタ解析　56,57,64
メタ分析　50,59,62,64,106,148,177
面接技術　82
メンタルヘルス　39,55,100
モジュール　41,46,52,105
モデリング　37,38,42,46,51,63,75,83,
　84,142,160,168,169,170,171,182
モデル　42,46,66,83,115,169,170,173
問題解決技能　77
問題解決技能訓練　41,42,57,76,120,
　150,154,155,182
問題解決技法　115,130,134

〈ヤ行〉

役割　160
役割演技　83
役割モデル　148
余暇の過ごし方　46
四つの基本的な対人技能　125,156
予防的SST　39

〈ラ行〉

ランダム化比較試験　52
リアルオキュペイション（real occupa-
　tion）　55
リーダー　23,75,81,83,92,113,115,130,
　141,164,167,168,169,170,171,172,
　182
リカバリー　8,25,28,29,31,32,43,44,50,
　73,82,91
リハビリテーションプログラム　2,6,55,
　108
リフレーミング　45,47,116,174
リラクゼーション　53

臨床研究　52
労働習慣　118
ロールプレイ　23,37,57,75,83,112,121,
　122,125,126,127,128,129,130,131,
　136,151,154,156,160,162,163,166,
　167,168,169,170,171,172,180
ロールモデル　76

ロールリハーサル　83

〈ワ行〉

ワーキング・メモリー　13,17,18,19,21,
　32,79

SSTを生かした作業療法の展開
認知行動障害へのアプローチ

発　行	2008年12月10日　第1版第1刷
	2010年12月10日　第1版第2刷Ⓒ

編　者　岸本徹彦・平尾一幸
発行者　青山　智
発行所　株式会社　三輪書店
　　　　〒113-0033 東京都文京区本郷 6-17-9
　　　　☎ 03-3816-7796　FAX 03-3816-7756
　　　　http://www.miwapubl.com
印刷所　三報社印刷　株式会社

本書の内容の無断複写・複製・転載は，著作権・出版権の侵害となることがありますのでご注意ください．

ISBN978-4-89590-321-9　C3047

JCOPY ＜(社)出版者著作権管理機構 委託出版物＞

本書の無断複写は著作権法上での例外を除き禁じられています．
複写される場合は，そのつど事前に，(社)出版者著作権管理機構
(電話 03-3513-6969, FAX 03-3513-6979, e-mail: info@jcopy.
or.jp)の許諾を得てください．

■ 作業・作業活動をもちいた療法の治療機序と治療関係のメカニズム,治療関係の構築を明らかにした初のテキスト

治療・援助における二つのコミュニケーション
作業を用いる療法の治療機序と治療関係の構築

山根　寛（京都大学大学院医学研究科）

　ひとは予期せぬ病いや障害により，自分と身体との関係性を喪失し，生活や社会とのかかわりを失い，奪われる。末梢神経・筋骨格系の障害による感覚運動機能の障害，中枢神経性の障害による麻痺や身体失認，切断後の幻肢，摂食障害，離人性障害など，心身の障害は，すべて自己と身体との関係性の喪失による障害といえる。その自己と身体の関係性の喪失により，ひとは生活や社会とのかかわりを失う。

　作業をもちいる療法は，作業を介した身体との，そして身体を介した生活・社会とのコミュニケーションと，作業という共有体験をコミュニケーションの基盤とした「ひと（対象者）とひと（治療・援助する者）のコミュニケーション（治療・援助関係の構築）」という二つのコミュニケーションプロセスから成りたっている。

　本書ではまず，「Ⅰ章」で前者の「自己と身体・生活とのコミュニケーション」について，身体の意識，身体観，身体図式と身体像，作業と脳内現象などから身体と作業の関係を見直し，病いや障害により失われた身体や生活・社会との関係性を取りもどすプロセスにおける，作業を用いた療法の治療機序について，生活機能モデル（ICF）を基盤にわかりやすく解く。

　「Ⅱ章」では，後者の「作業療法における治療・援助する者と対象者とのコミュニケーション（治療・援助関係の構築）」について，コミュニケーションのしくみ・手段を明らかにし，臨床におけるコミュニケーションのコツを紹介する。

　「日々の章」は，日々の臨床における対象者との出会いとかかわりのはじまり，そしてどのようにコミュニケーションが展開し，治療・援助関係が生まれるかを，事例によって具体的に紹介している。

　本文の内容をコンパクトに表現した「身体図式と道具・身体像の関係」，「関係性を回復するプロセス（作業―生活機能モデル）」といった図表は，それだけでも有用である。

　作業をもちいる療法の治療機序と治療関係の構築のための臨床の書としてはもちろんのこと，これからの作業療法を考えるための新たなモデルと視点を示したテキストとして，必読の書である。

■ 主な内容 ■

プロローグ

序章　二つのコミュニケーション

Ⅰ章　コミュニケーションとしての身体・作業
　1 身体と作業
　2 作業をもちいる療法と身体・作業

Ⅱ章　治療・援助におけるコミュニケーション
　1 コミュニケーションとは
　2 治療・援助関係とコミュニケーション
　3 治療・援助におけるコミュニケーションのコツ

日々の章　出会いとコミュニケーション
　1 出会い,かかわり,そして展開
　2 何がコミュニケーションのきっかけだったのか？

終章　うひ山ぶみの

付表1　ICFに基づいたカンファレンスシート

エピローグ

● 定価3,465円（本体3,300円+税5%） B5 頁186 2008年 ISBN 978-4-89590-302-8

お求めの三輪書店の出版物が小売書店にない場合は，その書店にご注文ください。お急ぎの場合は直接小社まで。

〒113-0033
東京都文京区本郷6-17-9 本郷綱ビル

三輪書店

編集 ☎03-3816-7796　FAX 03-3816-7756
販売 ☎03-6801-8357　FAX 03-3816-8762
ホームページ：http://www.miwapubl.com

■ 子どもと家族の笑顔を引き出すためのOT技術書

発達障害をもつ子どもと成人、家族のためのADL
作業療法士のための技術の絵本

辛島 千恵子（名古屋大学医学部保健学科作業療法学専攻）

　小児領域の作業療法士として30年以上の臨床経験をもつ著者が、その情熱と温かい心をもって、作業療法技術と知識の理解と活用の仕方を次の世代に伝えたい、そして明日の発展への提案をしたい、との思いから本書は執筆されました。

　本書では、主にスタンダードな技術の根拠を、発達障害をもつ子どもの特性と基本的ADLの制限から解説しています。さらに、子どもと養育者の生活のいとなみの評価と解釈から、子育て支援とADL支援のための作業療法計画を具体的に示してあります。このような子どもと活動、養育者、作業療法士の交互作用（transaction）の様子をイラストで綴ることで、絵本を読んでいる感覚で作業療法の感動をお伝えします。

　実践編では、子どもと家族の生活を「三間表」と「生活の地図」で示し、子どもと家族の背景因子を理解する中で、作業療法評価を進め、真のニーズを明確にするために「ICF」で評価の統合と解釈を行っています。つまり、評価のまとめ（統合と解釈）、作業療法計画の全貌を明らかにする中で、子育て支援とADL支援に至る根拠を臨床の現場から報告いたします。

　若いOTのみならず、保育士、教員、福祉施設職員、OT・PT学生、そして発達障害をもつお子さまのご家族の皆様にも読んでいただきたい一冊です。

● 『発達障害をもつ子どもと成人、家族のためのADL』主な内容
- 第1章　子どもと家族の生活とADL
- 第2章　発達障害をもつ子どもの特性と基本的ADL
- 第3章　発達障害をもつ子どもと成人の真のニーズを明確にする評価と作業療法計画
- 第4章　基本的ADL ― 失敗しない子育て支援、ADL支援

● 定価3,360円（本体3,200円＋税5％）
　B5 頁150 2008年 ISBN 978-4-89590-293-9

● 『発達障害をもつ子どもと成人、家族のためのADL 実践編』主な内容
- 第1章　Child Care Support at Home
- 第2章　幼児期の集団生活を支えるADL支援
- 第3章　就学を目指すADL支援
- 第4章　就学期を支える地域との連携とADL支援
- 第5章　重度心身障害をもつ成人の生活を支えるADL支援
- 第6章　ライフステージに沿ったADL支援
　　　　　― 基本的ADL、手段的ADL、CADL、地域生活活動のすべてを支える作業療法
- 第7章　最重度知的障害をもつ成人のCADL支援 ― 生活のなかで育む非言語的表示
- 第8章　地域生活施設におけるADL支援
- 第9章　分娩麻痺、二分脊椎をもつ子どもの基本的ADL支援

● 定価3,990円（本体3,800円＋税5％）
　B5 頁256 2008年 ISBN 978-4-89590-309-7

お求めの三輪書店の出版物が小売書店にない場合は、その書店にご注文ください。お急ぎの場合は直接小社に。

〒113-0033
東京都文京区本郷6-17-9 本郷綱ビル

三輪書店

編集 ☎03-3816-7796　FAX 03-3816-7756
販売 ☎03-6801-8357　FAX 03-3816-8762
ホームページ：http://www.miwapubl.com

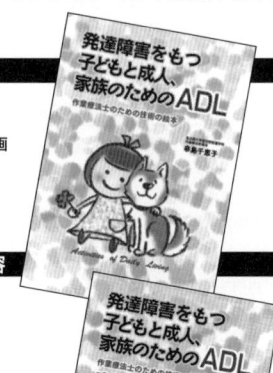

■訓練効果UPの秘訣、教えます!!

リハビリテーション効果を最大限に引き出すコツ
― 応用行動分析で運動療法とADL訓練は変わる ―

編集　山﨑 裕司・山本 淳一

- ● せっかく考えた訓練なのにやってくれない!!
- ● 思うように訓練効果が上がらない!!
- ● 患者さんにやる気がないから仕方がない・・・!?
- ・・・こんな悩みに遭遇したとき、あなたは諦めていませんか?

　本書では、患者さんの病態・障害だけでなく、患者さんを取り巻く環境も含めて捉えることで、これらの悩みを解決します。運動療法やADL訓練への具体的な介入方法や事例集、具体的な目標設定に不可欠である筋力やバランス能力などの基準値データも掲載しており、すぐに臨床での実践・応用が可能です。

　運動療法やADL訓練は患者さんの協力なしでは成立しません。応用行動分析の視点から「患者力」を引き出す秘訣が満載の本書は、臨床で悩むセラピストにとって、目からウロコの一冊です。

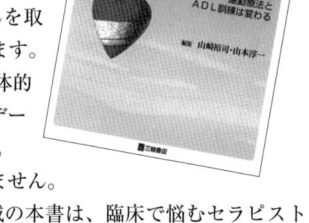

■主な内容

第Ⅰ章　なぜ、運動療法・ADL訓練に行動分析が必要なのか
1. 実践してもらえない運動療法
2. ADL訓練の現状
3. 行動分析の導入

第Ⅱ章　応用行動分析
1. 応用行動分析の特徴
2. 応用行動分析の基礎
3. 行動に働きかける
4. まとめ

第Ⅲ章　理学療法,作業療法現場における応用行動分析の活用
1. うまくいかない場合の原因分析
2. 運動療法の効果を最大限に引き出す方法
3. ADL訓練の効果を最大限に引き出す方法

第Ⅳ章　事例集
1. 行動レパートリーがある場合 ―運動療法場面への介入―
2. 行動レパートリーがない場合 ―ADL訓練場面への介入―

第Ⅴ章　今後の展望
1. 強化の理論を支持する事実
2. 行動分析と理学療法・作業療法の発展

第Ⅵ章　見通しを与える基準値
1. 筋力の基準値
2. 関節可動域の基準値
3. バランス能力の基準値
4. 酸素摂取量の基準値
5. 身体機能維持に必要な歩行量
6. 日常生活に必要な歩行スピード
7. まとめ

● 定価3,570円(本体3,400円+税5%) B5 頁224 2008年 ISBN 978-4-89590-298-4

お求めの三輪書店の出版物が小売書店にない場合は、その書店にご注文ください。お急ぎの場合は直接小社へ。

〒113-0033
東京都文京区本郷6-17-9 本郷綱ビル

三輪書店

編集 ☎03-3816-7796　📠03-3816-7756
販売 ☎03-6801-8357　📠03-3816-8962
ホームページ http://www.miwapubl.com